Troubles mentaux psychogènes carcéraux

suivi de

Les formes de manifestation de la folie

PSYCHÉ DE PAR LE MONDE
Cahiers internationaux
de psychopathologie et de psychanalyse

Collection dirigée par Alain Brun

Collection multilingue, « Psyché de par le monde » promeut la psychanalyse et la psychopathologie dans ce qu'elles peuvent avoir d'universel, au-delà des langues, des territoires et des cultures. Elle publie des textes reconnaissant les principes d'une vie psychique, laquelle peut se décrire par la psychanalyse ou la phénoménologie, et illustrant une pensée originale, qui se distingue d'ouvrages à vocation universitaire.

Dernières parutions

Yorgos DIMITRIADIS, *Psychogénèse et organogénèse en psychopathologie. Une hypothèse psychanalytique*, 2013.
Johannes MÜLLER, *Des manifestations visuelles fantastiques*, traduit de l'allemand par Marc Géraud, 2013.
Maria DORER, *Les bases historiques de la psychanalyse*, traduit de l'allemand par Marc Géraud, 2012.

Emil Kraepelin

Troubles mentaux psychogènes carcéraux

suivi de

Les formes de manifestation de la folie

Traduit de l'allemand et présenté par
Marc Géraud

L'Harmattan

5-7, rue de l'Ecole-Polytechnique, 75005 Paris

http://www.harmattan.fr
diffusion.harmattan@wanadoo.fr

ISBN : 978-2-343-02018-1
EAN : 9782343020181

PRÉFACE

On a voulu faire de Kraepelin un croquemitaine de la psychiatrie, Bismarckien, partisan de la restriction des jouissances grossières nocives (alcool, tabac), antisémite de surcroit (ce qui est attesté par un passage de *Persönliches*[1]). Pourtant, c'est le même Kraepelin qui au dix-neuvième siècle, a introduit en Allemagne le *no restraint* (absence de contention à une période ignorant tout des grands sédatifs antipsychotiques), *l'open door*, la communication libre avec la famille, etc., tout en critiquant sévèrement le système judiciaire et carcéral de son époque.

Quel point commun ? Peut être des traits de personnalité. L'amour immodéré de la liberté d'abord, qu'il chantera dans ses poèmes. L'idée que les troubles psychiques sont des maladies soustraites au libre arbitre et au faire exprès par leur enracinement dans le corps.

En tout cas, ce n'est pas pour rien que Kraepelin a élaboré la notion des troubles mentaux des détenus.

Flash-back. A 24 ans, Emil Kraepelin (rappelons qu'il se décrit comme un psychiatre aux tendances psychologiques) écrit un libelle (dont on peut trouver l'histoire dans les *Mémoires*) intitulé *L'Abolition de la mesure pénale* (*Die Abschaffung des Strafmasses*[2]). Il n'y va pas par quatre chemins : opposant la *Vergeltungstheorie* (théorie des représailles) ou *Rachetheorie* (théorie de la vengeance) à la *Besserungstheorie* (théorie de l'amélioration éducative du délinquant), il propose de remplacer toutes les mesures pénales (*Strafmassen* = mesures de punition) parfois par des mesures protectrices nécessaires (privation de liberté), mais toujours par une prise en charge

---

[1] *Persönliches*, belleville, Münich, 2000.

[2] In Emil Kraepelin, *Kriminologische und forensische Schriften*, belleville, Münich, 2001.

éducative. (Son texte se termine par l'impératif : *Fort mit dem Strafmass !* = À bas, que disparaisse la mesure pénale !)

C'est dans ce cadre que s'inscrivent les troubles psychogènes des détenus.

Le faisceau psychogène a déjà été décrit : poids de la faute, privation de liberté, absence d'avenir, coexistence avec les gardiens, isolement social, monotonie de l'existence.

La nosographie est complexe, entre les tableaux favorisés, déclenchés, produits par les causes psychogènes de la détention.

Les affections psychogènes (en général, pas uniquement carcérales) constituent le chapitre XII du *Traité*[3] de Kraepelin. Elles sont composées :

• (I) des cas qui naissent de l'activité et sont rattachés à elle : les névroses d'activité (ponopathies), renfermant (A) l'épuisement nerveux, et (B) la névrose d'attente ;

• (II) des cas naissant du rapport entre les êtres humains : les psychoses de rapport (homilopathies) : elles renferment (C) les affections dues à l'induction psychique (folie induite) et (D) le délire de persécution des malentendants.

• (III) les cas causés par des coups du destin (ta symbanta) : psychoses de situation ou psychoses de destin (symbantopathies). On y trouve (E) la névrose d'effroi et la névrose traumatique regroupées dans les névroses d'accident, en outre (F) les psychoses de détention (troubles mentaux psychogènes des détenus). Et enfin (G) le délire de quérulence.

En tout cas, la théorie des troubles psychogènes vient battre en brèche la fameuse théorie de Griesinger *« Geisteskrankheiten sind Gehirnkrankheiten »* (les maladies mentales, soit ce que nous appelions aliénation, folie sont des maladies du cerveau).

Les textes de Kraepelin que nous présentons sont un florilège. Il a écrit en général sur les troubles psychogènes, mais

---

3 *Psychiatrie.* 1909-1915, 4 volumes, Barth, Leipzig.

la circonscription de notre sujet à la carcéralité nous oblige à des choix. Outre le sous-chapitre sur « les troubles mentaux psychogènes des détenus », nous y avons inclus la partie « psychogène » des « causes de la folie » et deux troubles proches des troubles psychogènes, le « syndrome de Ganser » et la quérulence.

Après avoir précisé que « L'histoire génétique d'une affection mentale est presque toujours très complexe », et souligné que le cerveau humain est un « outil extrêmement riche et diversement développé », et que « partout s'applique le principe selon lequel cause externe et cause interne entretiennent un certain rapport de complémentarité », Kraepelin établit la différence entre cause externe et cause interne, cause vraie et cause brute. Il existe parfois des différences extrêmes de tableau clinique pour la même cause.

« Cependant, dès maintenant, une idée commence à s'ouvrir la voie, l'idée que la prédominance des causes externes ou des causes internes correspond en général à deux grands groupes de troubles mentaux, qui ont été séparés par Möbius comme affections exogènes et endogènes. » En fait, toutes les mixtions en sont possibles. Mais la « psychogénie » ne peut pas ne pas être repérée. C'est dans ce cadre que se trouve l'effet psychogène de la *Gefangenschaft*, la détention.

Ce que Kraepelin appelle « causes internes » couvre en fait le domaine de la personnalité, groupant deux cas : les influences générales (prédisposition générale), les influences personnelles.

La psychiatrie se verra ainsi affubler d'un appendice « psychogène » qui ne cessera d'enfler, au fil d'un enrégimentement pseudopsycho... des psychiatres. Et qui se dégonflera dans le fil de leur enrégimentement psychotropo...

Nous comprenons maintenant pourquoi la conjonction de ces deux interrogations chez le même personnage : Quid de la folie ? Quid du système pénal ? Celui qui avait vu l'identité des deux ne pouvait que chercher à réformer l'un et l'autre. Car Kraepelin savait (il en a donné des preuves) que le système de soins psychiatrique avait quelque part son idéal dans l'établissement carcéral avec son apogée panoptique, ses coups portés aux malades, ses humiliations et ses maltraitances de ceux-ci, ses surveillants, etc. Kraepelin s'exprime deux fois très clairement sur ce point : dans « Cent ans de psychiatrie » et dans ses « Mémoires ». Kraepelin était-il conscient de ces relations, ou sont-elles seulement lisibles dans le texte ? Il en était suffisamment conscient pour créer dans sa clinique de Munich une pièce-musée consacrée aux instruments en tout genre utilisés par les aliénistes, et pour dénoncer celle collusion. La question est plutôt : Où en sommes-nous de ce savoir légué ?

Marc Géraud

SECTION I : TROUBLES MENTAUX PSYCHOGÈNES CARCÉRAUX

I. La détention comme cause de troubles psychiques

Tiré de Emil Kraepelin, *Psychiatrie*, 8e éd., 1909,
Tome I Psychiatrie générale,
I. Causes de la folie. A. Causes extérieures. (1. Causes corporelles) 2. Causes psychiques (– Émotions. – Surmenage) – *Détention* (p.130-135).

Détention

Toute une série de causes psychiques se trouvent réunies dans la détention, laquelle, l'expérience le montre, produit non rarement des troubles mentaux, environ 10 fois plus que la vie en liberté. Dans la majorité écrasante des cas, il existe déjà toutefois une disposition pathologique plus ou moins grave, en raison d'une dégénérescence tantôt innée, tantôt acquise selon les vicissitudes du destin (naissance illégitime, mauvaise éducation, traumatismes, alcoolisme). À cela s'ajoutent les conditions hygiéniques défavorables de la vie en prison (nourriture monotone, peu abondante, manque de mouvement, d'air frais), puis les excitations affectives vives, la perte torturante de la liberté, le bâillonnement rigide de toute motion volontaire indépendante, et la solitude et la réclusion, qui laissent un loisir immense à l'enfermé pour donner libre cours à ses ruminations ; et lui font éprouver l'angoisse de l'avenir et le remords de ce qu'il a commis d'autant plus vivement que son degré de culture et son caractère le rendent moins capable d'autoéducation morale.

Dans la détention provisoire, on observe assez souvent pendant les premiers jours le *delirium tremens*, notamment chez les vagabonds et les mendiants. On pourrait être tenté d'admettre ici une action nocive du retrait brusque de l'alcool, si les expériences faites dans les établissements de traitement de buveurs ne parlaient pas contre cette hypothèse. Ce doivent donc être les autres influences nocives de la détention, citées plus haut, qui jouent le rôle principal. Mais la folie vraiment caractéristique des détenus provisoires, ce sont les *états crépusculaires psychogènes* avec réponses à côté et lacunes mnésiques, comme les a décrits Ganser. Ils se développent directement à partir de l'excitation affective causée par les dangers qui menacent, ils commencent assez fréquemment par une tentative de suicide, une crise d'hystérie ou de fureur soudaine, et donnent très souvent l'apparence de la simulation intentionnelle. Il est facile de penser ici à des manifestations de refoulement au sens de Freud. L'effraction violente et soudaine dans l'ensemble des conditions de vie que constitue la mise en détention, avec toutes les humiliations et les craintes qui s'y associent, conduit chez les personnalités qui y sont disposées à un trouble plus ou moins marqué de la conscience, avec la tendance involontaire à se couper des souvenirs, événements et influences pénibles. En outre, on peut observer des cas de *dementia praecox*, souvent sous forme catatonique, souvent aussi en tant qu'états d'excitation hallucinatoire soudains après une démentification de longue durée plutôt légère, insidieuse.

La détention produit de loin le plus souvent, dans le silence de la cellule d'isolement, des *tableaux pathologiques hallucinatoires*, notamment des formes de survenue aiguë, d'évolution rapide, souvent avec un délire de persécution, plus rarement des idées de grandeur, de façon prédominante avec des illusions auditives, des états anxieux violents et une impulsion au suicide. Une tension interne importante, la sensation d'une pression pesante, la difficulté de la pensée avec le retour importun des mêmes représentations uniformes et troubles, le dégoût de la vie, une pression céphalique, des sensations de vertige, de l'insomnie, des troubles de la digestion, un défaut d'appétit introduisent l'altération pathologique. L'irruption de la psychose se produit parfois très tôt, le plus souvent après quelques mois, dans certaines circonstances après des années ou même après de nombreuses peines privatives de liberté surmontées sans affection mentale. Le plus efficace semble être l'isolement, dont la suppression amène souvent, mais certainement pas toujours, la disparition rapide des signes pathologiques. Les peines d'emprisonnement qui durent des années exercent un effet destructeur à un haut degré sur la santé mentale. Les productions délirantes des malades se rapportent à la dépendance démunie du détenu par rapport à son entourage, en particulier les surveillants, qui les fait interpréter avec beaucoup de préjugés des événements anodins, à une méfiance tendue, à une préservation jalouse de quelques rares droits. Dans le silence de la cellule d'isolement, les sens s'aiguisent, et l'uniformité du déroulement de la journée donne à chaque événement une signification particulière ; souvent aussi des perceptions oniroïdes, comme celles que produit l'imagination excitée dans la semi-veille des longues nuits solitaires, jouent un rôle favorisant la construction du délire.

La considération clinique minutieuse d'un grand nombre de psychoses carcérales m'a montré que nous n'avons pas ici affaire à une entité clinique. D'un côté, nous devons détacher un *groupe qui appartient au domaine des troubles mentaux psychogènes*, qui sont le plus souvent accompagnés par un léger obscurcissement de la conscience ; ils ont coutume de s'améliorer plus ou moins rapidement lors du placement en détention communautaire ou dans un service médical. Mais il se trouve aussi d'autre part de nombreux cas qui présentent tous les traits de la *catatonie*, telle qu'on l'observe en dehors de la détention ; ils partagent même l'issue dans une démentification particulière. Très fréquemment, il semble ici que l'affection aiguë soit précédée déjà depuis longtemps par une démentification insidieuse ou survenant avec de légers états anxieux, ou bien il s'agit de criminels d'habitude précocement marqués chez lesquels une quelconque peine privative de liberté assez longue fait se développer le tableau pathologique hallucinatoire et catatonique. Selon les exposés de Rüdin, *d'autres groupes sont constitués par des alcooliques, quelques paranoïaques, des imbéciles et notamment des épileptiques.* Chez ces derniers, il s'agit en règle générale d'états occasionnels d'excitation violente avec angoisse et illusions sensorielles à type de delirium, ou bien de dysthymies irritables simples *(« Zuchthausknall »*, craquage carcéral) ; mais dans un plus petit nombre de cas aussi il s'agit d'idées de persécution longtemps maintenues, élaborées intellectuellement, avec hallucinations auditives vives. On rencontre aussi ici ou là une excitation constitutionnelle.

Ces tableaux pathologiques ne doivent pas être considérés comme des produits propres de la détention ; ils se laissent aussi ranger sans difficulté particulière dans les expériences faites à l'extérieur de la prison. Quoi qu'il en soit, ils sont *caractérisés par la grande vivacité des hallucinations auditives ainsi que par le retour de certaines représentations délirantes*, faciles à comprendre, d'avoir été raillés, exécutés, empoisonnés, ou au contraire condamnés alors qu'ils étaient innocents, graciés et désormais détenus contre le droit. Il s'y ajoute en outre la tendance à l'insubordination, les menées agitatoires, les actes hostiles contre certaines personnes, enfin la quérulence, la rédaction d'écrits de doléances, de demandes de reprise du processus juridique. *Nous pouvons donc admettre que les impressions psychiques particulières de la détention sont capables de donner une teinte particulière à un tableau pathologique clinique par ailleurs connu.* Willmanns indique combien les idées de persécution méfiantes semblent proches de représentations aussi répandues chez les criminels sains, à vrai dire intellectuellement bas et durablement tourmentés par la pression de la justice punitive ; elles paraissent s'étayer sur elles. Mais en outre, il faut compter avec la possibilité que, notamment lors de peine privative de liberté durant longtemps, il puisse encore apparaître des tableaux pathologiques particuliers, paranoïdes. Un fait va dans ce sens, à savoir que non seulement nombre de criminels n'avouent jamais leur méfait bien qu'il soit clairement prouvé, mais aussi que d'anciens détenus, souvent après de longues années, rétractent leurs aveux antérieurs et donnent une représentation librement inventée des événements en question, représentation à laquelle ils s'accrochent avec la plus grande opiniâtreté pour arracher un nouveau procès. Apparemment, il s'agit ici d'un refoulement de souvenirs désagréables avec les falsifications de souvenirs qui s'y rattachent ; des idées de préjudice ont coutume de s'y associer. Il semble même survenir des affections hallucinatoires chroniques qui représentent peut-être des produits de la détention. Ainsi, chez un jeune maniaco-dépressif placé en maisons de redressement qui pendant de nombreux mois n'avait présenté qu'une élévation du sentiment de soi et une irritabilité augmentée, j'ai vu apparaître à la suite d'innombrables punitions disciplinaires sévères avec mise aux arrêts dans l'obscurité, enchaînement, privation de nourriture et de matelas, de façon relativement soudaine des illusions auditives et des idées de persécution qui persistent sans s'être modifiées depuis plusieurs années. Dans d'autres cas, des états hallucinatoires avec excitation et idées d'influence peuvent disparaître après une durée brève, sans être plus élaborés de façon délirante, mais aussi sans être corrigés. J'ai acquis la conviction que l'on ne peut trouver dans ces cas, ni précocement ni tardivement, des signes de démentification. Des cas assez légers de ce genre peuvent souvent se dérouler dans les prisons. Nous devons laisser la recherche future trancher la question de savoir si nous avons affaire ou pas à des tableaux pathologiques particuliers de genèse psychique.

Enfin, nous devons encore brièvement mentionner *l'altération psychique générale que produit toute perte longue de la liberté*, même si elle ne conduit pas à des manifestations pathologiques trop frappantes. L'abolition du contact avec la vie produit un appauvrissement des intérêts et une restriction du cercle de la pensée, une étrangèreté au monde qui ne peut pas être empêchée même par l'enseignement et la lecture. Mais surtout, l'étouffement des motions volontaires indépendantes, l'impuissance à se défendre face à l'autorité de l'État, causent un émoussement des motions affectives et la perte lente, mais sûre de l'énergie. Même si l'apparence particulière des anciens pensionnaires de nos maisons de redressement et de correction repose en bonne partie sur leur disposition inférieure, il me semble pourtant que la pression monstrueuse du retrait de la liberté leur a prêté à tous un trait commun plus ou moins fort de personnalité intellectuellement appauvrie, émoussée et brisée, comme c'était le cas des pensionnaires de nos établissements d'aliénés, avant que la liberté toujours plus largement accordée et l'activité indépendante aient œuvré contre cette atrophie artificielle.

II. Les troubles mentaux psychogènes des détenus

Tiré de Emil Kraepelin, *Psychiatrie*, 8e éd., 1915,
Tome IV Psychiatrie clinique, p.1502-1533 :
XII Les affections psychogènes
F Les troubles mentaux des détenus.

Les troubles mentaux psychogènes des détenus.

Quand on commença, dans la deuxième moitié du siècle passé, à s'occuper plus précisément des troubles mentaux des prisonniers (Delbrück, Gutsch, Kirn, Reich), on était en général enclin à mettre les affections observées, sans se poser de questions, en relation causale avec les influences nocives de la détention pénale ou préventive, peut-être aussi avec la vie passée du criminel. On voyait en elles l'expression de processus pathologiques particuliers, même si les tableaux cliniques faisaient reconnaître des spectres de formes plus ou moins largement divergents. Seul le progrès de la connaissance clinique en général a permis de montrer qu'au moins une partie tout à fait considérable des psychoses survenant en détention correspond dans tous ses traits essentiels aux affections survenant en liberté, et donc ne peut pas être provoquée que par la détention. Ce fait, qui a été souligné par Rüdin, puis d'une façon particulièrement énergique par Siefert, a d'abord conduit à une division des observations en deux groupes principaux. Le premier était constitué par les troubles mentaux qui se déclarent sans doute pendant la détention, ou qui souvent aussi ne sont remarqués que pendant cette période, mais qui ne peuvent en aucun cas être déclenchés par elle, parce qu'ils surviennent aussi autrement sous des formes tout à fait similaires. On trouve là avant tout la *dementia praecox*, en outre des troubles épileptiques, à l'occasion des affections maniaco-dépressives, séniles, paralytiques, paranoïaques, et toute sorte de tableaux cliniques sporadiques survenant de façon plutôt fortuite. De l'autre côté se trouvent les formes d'affection qui soit ne sont pas observées en dehors de la détention, soit ne le sont pas sous cet aspect et avec cette fréquence ; elles méritent donc avec une certaine justesse d'être appelées *« psychoses des détenus »*.

Or il est apparu précocement que même ce reste, qui ne constitue sans doute qu'à peine la moitié des troubles bien marqués survenant en détention, n'est en soi nullement homogène. Delbrück et Gutsch, qui ont observé préférentiellement de vieux détenus avec des peines privatives de liberté de longue durée, ont obtenu des tableaux foncièrement différents de ceux de Reich, qui a décrit essentiellement des prisonniers en prévention, et Kirn, qui travaillait dans une prison avec des pensionnaires condamnés à des peines courtes. Ces nombreuses contradictions ont notamment été davantage éclairées par les travaux de Möli, Ganser et Räcke, qui ont constaté indubitablement qu'une partie non négligeable des troubles survenant notamment pendant la détention préventive doit être conçue comme hystérique. Dans semblables cas, il existe certes sûrement des relations causales avec les effets de la détention, mais elles apparaissent sous un jour particulier ; aussi bien le déclenchement des phénomènes pathologiques que leur figuration clinique sont à un haut degré dépendants de la particularité psychique du prisonnier. En outre, chez celui-ci, dans certaines circonstances, des tableaux tout à fait identiques ou en tout cas très similaires peuvent être produits aussi dans d'autres occasions ébranlant l'affectivité, même si la détention exerce manifestement des effets pathogènes disproportionnément intenses, et à en plus coutume de mêler encore aux états pathologiques cliniques certains traits frappants.

Cependant, toutes les observations ne doivent pas être interprétées dans ce sens. Rüdin a d'abord indiqué qu'il y a dans la détention des affections paranoïdes qui ne peuvent être attribuées ni au processus de démentification, ni à l'hystérie, mais peuvent revendiquer une position spécifique en fonction de l'histoire de leur genèse, de leur évolution et de leur tableau clinique. Au délire de persécution des prisonniers qu'il avait décrit en premier, il a plus tard ajouté notamment la forme pathologique du délire présénile d'amnistie. Mais ensuite, des cas pathologiques bien plus variables et polymorphes ont été communiqués par Siefert, puis par Bonhöffer et notamment par Birnbaum en nombre supérieur ; ils prennent également le plus souvent leur origine dans la détention et ne peuvent être intégrés au cadre de la *dementia praecox* ni de la folie hystérique. Les deux derniers chercheurs sont enclins à considérer la détention uniquement comme une cause déclenchante de la psychose, de la même manière qu'on le fait pour les affections hystériques, et à mettre l'accent principal sur la dégénérescence psychique qui existe chez les détenus. Ils parlent carrément de « psychoses de dégénération », d'« imaginations délirantes chez des dégénérés » ; pourtant les observations qu'ils communiquent concernent à d'infimes exceptions près des détenus, même si certains d'entre eux avaient présenté dès avant leur incarcération des traits pathologiques plus fortement marqués.

Considérons d'abord ce dernier groupe, nous verrons qu'il s'agit en général de menteurs et d'escrocs psychopathiques dont les troubles doivent être considérés de fait uniquement comme l'émanation de leur disposition inférieure, et peuvent tout au plus être aggravés par la détention, mais aussi, le cas échéant, repoussés par elle. On pourra en outre accorder que même les autres personnalités présentant pendant la détention des formations délirantes paranoïdes de tous genres sont, en général, des dégénérés. Pourtant, il semble que chez eux, le rôle pathogène de la détention soit foncièrement différent en ce qui concerne son degré, peut-être aussi son genre. Je tire cette conclusion du fait que des affections réellement identiques, indubitablement paranoïdes, ne sont observées en liberté, si tant est qu'elles le soient, que de façon extraordinairement rare et dans des conditions toutes particulières. C'est pourquoi je considère comme justifié de séparer ces formes des « imaginations délirantes des dégénérés » au sens strict du terme, et de les ranger dans les *troubles mentaux psychogènes des prisonniers.* Nous devrons plus tard examiner quelles relations ils entretiennent avec les tableaux cliniques délimités par Rüdin.

En outre, il faut signaler que la pression de la détention, tout comme n'importe quelle autre injustice que l'on croit subir, peut aussi produire chez des personnes disposées dans ce sens le tableau du délire de quérulence. Pour autant qu'on puisse le déterminer actuellement, il n'y a pas de divergence fondamentale par rapport aux troubles déclenchés en liberté par des processus correspondants. Il ne me parait donc pas approprié de considérer de façon séparée les affections quérulentes, même si la situation particulière dans laquelle les malades se trouvent peut leur donner une teinte spéciale.

Enfin, nous ne devons aborder encore qu'en quelques mots deux autres groupes de troubles pathologiques, qui certes en soi ne sont pas non plus les effets caractéristiques de la détention, mais qui sont produits de façon particulièrement fréquente pendant la détention et ont coutume de recevoir leur sceau particulier de celle-ci. Le premier groupe embrasse les *émotions pathologiques* qui peuvent être déclenchées chez les personnes à disposition psychopathique par une procédure judiciaire imminente. Elles correspondent naturellement dans leurs traits principaux aux dysphories et états d'excitation psychogènes que nous voyons survenir aussi à d'autres occasions sur le sol de l'infériorité pathologique. En deuxième lieu, il faudrait citer la *simulation* et la dissimulation psychopathiques que nous rencontrons si fréquemment dans la détention, même si elles sont mêlées de toute sorte de troubles pathologiques. Elles apparaissent également assez souvent en liberté, mais pas le moins du monde avec la complétude qu'elles atteignent en détention.

Les troubles mentaux hystériques des prisonniers, qui revêtent principalement la forme de l'état crépusculaire de Ganser ou de la stupeur carcérale, seront étudiés avec les formes pathologiques correspondantes de la vie en liberté, dans la section sur l'hystérie ; de même, nous aurons à décrire plus tard dans un autre contexte les émotions psychogènes pathologiques. Il ne reste donc pour nous ici, en tant que troubles mentaux psychogènes indépendants des détenus à strictement parler, pour l'essentiel, que les formes, délimitées par Rüdin, du délire de persécution, d'innocence et de grâce, à côté des quérulents carcéraux, et enfin des affections paranoïdes des dégénérés, chez lesquelles on peut reconnaître des relations causales plus étroites avec la détention. Il faudrait enfin leur associer les formes, produites par la détention, de simulation psychopathique d'états pathologiques psychiques.

Pour obtenir une compréhension de la spécificité des psychoses des prisonniers, nous essaierons d'abord de nous rendre compte des effets que la privation de la liberté provoque sur la vie psychique. On peut certainement admettre qu'une mise en détention d'hommes jusque-là innocents cause régulièrement un choc affectif violent, qui se compose d'effroi, d'angoisse quant à l'avenir, le procès et la peine, de désespoir quant à la perte de l'honneur citoyen et la destruction de la situation dans la vie, en outre de honte et de remords, ou en tout cas de regrets, quant à la faute commise. Chez les criminels d'habitude, qui doivent s'attendre en règle générale à de longues peines privatives de liberté, la mise en détention et le processus pénal eux-mêmes seront peut-être admis avec plus d'indifférence, alors que d'un autre côté, le dépit causé par la défaite dans le combat pour jouir de la vie et la triste perspective de longues années d'enfermement sont davantage mis au premier plan.

Il est évident que les motions décrites plus haut en premier, qui ne jouent chez le criminel d'habitude pratiquement aucun rôle, sont capables de causer un trouble assez profond de l'équilibre psychique. Les manifestations pathologiques ainsi provoquées sont avant tout des états d'excitation anxieuse et des accès de désespoir d'une violence intense avec obscurcissement de la conscience, décharges volontaires dépourvues de sens, cris, hurlements, gestes de repoussement, contorsions sur le sol, rage contre l'environnement ou contre sa propre personne. Les malades frappent aveuglément autour d'eux, s'arrachent les cheveux, se précipitent la tête contre le mur, se griffent et se mordent, cherchent à sauter par la fenêtre, affirment passionnément leur innocence. Ou bien on voit apparaître une dysphorie profonde avec l'effondrement plus ou moins complet de la volonté. Les malades sont anxieux, indécis, ils tremblent, s'effraient, sombrent dans un désespoir profond, n'opposent aucune résistance à tout ce qui leur arrive. À cela s'associent des autoaccusations pathétiques, le cas échéant aussi des tentatives de disculpation par dénégation, accusation d'autrui ; en outre plaintes hypocondriaques, idées d'anéantissement, rêves effrayants.

Si les émotions ne portent d'abord le sceau du pathologique que par leur démesure ou par leur durée disproportionnée, la déviation hors du champ de la santé apparaît immédiatement quand survient un obscurcissement de la conscience durable, qui caractérise l'état crépusculaire de Ganser et la stupeur carcérale. La répercussion particulière des événements pathogènes se révèle ici dans la survenue d'idées de persécution et d'hallucinations correspondantes, même si leur contenu s'éloigne en partie largement des dangers réellement menaçants, et correspond davantage à une réinterprétation oniroïde et à une continuation des représentations effrayantes originelles. Les idées de péché ont coutume de rétrocéder ici totalement ou de ne plus émerger que sous forme d'ébauches dans des accusations hallucinées singulières. L'état est plutôt dominé par des manifestations de refoulement dont le premier degré est représenté par l'obscurcissement de la conscience. Ce sont avant tout les souvenirs portant sur l'acte délictueux et les événements en rapport avec lui qui sont refoulés ; le malade est innocent, n'a rien commis, ne se trouve pas en détention, mais tout à fait ailleurs, ne sait pas comment il est venu ici.

Par la suite, tous les ponts qui permettaient d'une manière quelconque de rétablir les relations avec la dure réalité sont rompus. Les notions nettes, claires de la vie vigile s'obscurcissent chez le malade, et même si elles n'ont aucunement perdu leur influence sur sa pensée, les contradictions pâlissent pourtant comme dans un rêve, contradictions dans lesquelles le patient est conduit, avec son fonds mental constitué, par la tendance générale au refoulement des représentations de la réalité. Mais à cela s'ajoute en outre la plongée dans un monde onirique plus beau, avec la réalisation de désir la plus riche qui soit, trouvant son expression dans des idées délirantes de grandeur avec des illusions sensorielles et les falsifications des souvenirs qui leur correspondent.

Comme presque toujours avec les manifestations pathologiques hystériques, nous nous rappelons certaines particularités de l'âme infantile, pour laquelle la négation de la réalité pénible et la fuite dans un monde onirique multicolore, prenant forme selon le désir propre, sont si extraordinairement faciles à mettre en œuvre. C'est la voie par laquelle la faiblesse qui ne s'y entend pas à dominer la vie cherche à se soustraire à ce qui l'éperonne.

L'effet des peines privatives de liberté de longue durée nous présente un tableau foncièrement différent. Comme Rüdin l'a montré, nous pouvons le reconnaître de la manière la plus nette là où nous avons affaire à la forme la plus lourde de la peine privative de liberté, l'enfermement à vie. Là, ce sont en premier lieu l'asservissement permanent de toute motion volontaire propre et le sentiment d'assujettissement inconditionnel, sans protection, à l'autorité surpuissante de l'État, qui donnent sa teinte particulière à l'arrière-plan de l'humeur. Le malade est soumis jour et nuit à une contrainte écrasante qui dirige son action, et même jusqu'à un certain degré sa pensée, vers certaines voies totalement identiques, et exclut presque complètement toute déviation, toute activité indépendante, avec une dureté impitoyable. Toute tentative faite pour échapper à cette pression conduit infailliblement à une violation du prisonnier par tous les moyens de torture terribles dont l'établissement pénitentiaire dispose : mise aux arrêts dans l'obscurité, suppression de toute occupation, du mouvement à l'air libre, du matelas, de la nourriture chaude, dans certains cas contention. Il est séparé de tout ce qu'il aimait et à quoi il aspirait, de tout ce à quoi son cœur tenait, par une barrière infranchissable qu'il ne réussit à dépasser que dans des rêveries nostalgiques.

Il est évident que chaque détenu éprouve cette violation de sa personnalité comme une injustice grave, contre laquelle il se rebelle, même si ce n'est qu'intérieurement, et à laquelle il cherche à se soustraire au moins en bandant toutes les forces de son âme. Elle devient d'autant plus insupportable que l'espoir de libération s'évanouit dans un avenir lointain, ou est totalement anéanti. Toute sa pensée et tous ses efforts gravitent autour des puissances qui le dominent et empêchent sa libération, ainsi qu'autour des moyens et des voies qui paraissent appropriés pour le libérer de sa contrainte. Cette situation unilatérale de la pensée et de l'aspiration est soutenue encore par l'exclusion de tout contact avec le monde extérieur, notamment dans l'isolement, qui en outre favorise les ruminations et la genèse d'hallucinations dans le domaine devenu hypersensible du sens de l'ouïe. À cela s'ajoutent enfin les conséquences d'une manière de vivre contraire à la santé, poursuivie pendant des années et même des décennies, les troubles de la digestion provoqués par le manque de mouvement et l'uniformité de la nourriture, l'anémie produite par la malnutrition et la suppression de la lumière et de l'air, l'insomnie, assez souvent aussi les répercussions d'excès antérieurs, toutes circonstances qui diminuent encore plus l'aptitude du détenu à résister aux tourments affectifs de l'enfermement durable.

Comme l'enseigne l'expérience, les conditions que nous venons de décrire exercent une influence fatale sur la vie psychique des prisonniers, notamment de ceux à qui aucune vie intérieure plus richement développée n'offre la possibilité de procurer un substitut à l'appauvrissement extérieur et de fuir de l'aliénation extérieure vers la liberté intérieure. C'est pourquoi, comme l'a remarqué notamment Wilmanns, l'« esprit » des établissements pénitenciers, en particulier des maisons de redressement, peut-être encore plus des maisons de correction par le travail, peuplées de personnalités inférieures, est tout entier transi de représentations et d'humeurs qui dérivent des effets de la soustraction de liberté. Les esprits sont excités par la méfiance la plus extrême, par l'hostilité aux fonctionnaires chargés de la surveillance. Les pires horreurs sont souvent dites de ceux-ci, sans plus ample forme de critique, y compris par des détenus intellectuellement sains, et c'est une rumeur volontiers crue et activement répandue que dans les établissements en question, plusieurs détenus se font éliminer secrètement. Dans la mesure où la peur ne les retient pas, les pensionnaires sont de ce fait en règle générale unanimes à se soutenir les uns les autres lorsqu'il s'agit de s'opposer à l'ennemi commun, les représentants de l'autorité de l'État.

Il est très remarquable que ces influences puissent se montrer efficaces, et ce de la manière la plus nette, même dans le tableau clinique des troubles mentaux qui en soi ne sont certainement pas produits par la détention. C'est par exemple le cas des affections psychiques des épileptiques, mais notamment aussi de la *dementia praecox*, une preuve du fait, énergiquement souligné en particulier par Bleuler, que dans cette pathologie, les vécus personnels peuvent devenir déterminants pour la forme donnée au délire et aux illusions. Nous voyons ici souvent se développer des tableaux pathologiques qui présentent tout d'abord la plus grande similitude avec les affections psychogènes des prisonniers. C'est justement la raison pour laquelle ils ont été aussi longtemps confondus avec celles-ci, jusqu'à ce que l'expérience ultérieure mette au jour que par leur évolution et leur issue dans une démentification profonde avec désintégration de la personnalité, ils appartiennent à la *dementia praecox*.

Mais il faut sans doute considérer aujourd'hui comme assuré que la pression de la détention non seulement prête une teinte particulière aux troubles mentaux des détenus qui se développent pour d'autres raisons, mais encore qu'elle réussit à produire, même si ce n'est pas très fréquent, des tableaux pathologiques indépendants d'aspect paranoïde. Les cercles de représentations dans lesquels la construction délirante se meut alors sont d'abord des *idées de persécution* contre les fonctionnaires de l'établissement pénitentiaire ainsi que les personnes ayant participé à la condamnation et à la sentence, notamment le procureur, puis la conviction d'*être condamné innocent*, et enfin la certitude d'*être déjà gracié* et de n'être plus retenu qu'illégalement. Même si ces représentations, dans le cas individuel, s'associent souvent entre elles, on peut pourtant dégager certains aspects cliniques selon que tel ou tel autre contenu de la formation délirante se trouve au premier plan de l'affection.

La forme pathologique de loin la plus fréquente semble être le *délire de persécution.* La maladie se développe habituellement après plusieurs années de peine privative de liberté, en particulier dans les conditions de vie plus dures de la maison de redressement. Il n'est pas rare que la maladie se révèle lors d'une occasion extérieure qui fait éprouver de façon particulièrement vive au prisonnier le désespoir de sa situation : un rappel à l'ordre, le rejet d'une requête de grâce ou de réouverture du procès, le prononcé d'une peine supplémentaire en raison d'un nouveau délit, notamment quand elle est éprouvée comme imméritée ou trop dure. Le prisonnier, qui avait peut-être quelque temps auparavant assez souvent à se plaindre de toute sorte de souffrances, céphalées, insomnie, manque d'appétit, sensations de vertige, présente le plus souvent de façon assez soudaine un changement de comportement. Il parait perturbé, sombre, oppressé, parle tout seul, refuse la nourriture, supporte avec indifférence des mesures vexatoires, ou bien il devient rétif, irrité, abandonne son travail et, ce qui n'est pas rare, fait une tentative de suicide.

Lorsqu'on l'interroge plus précisément, il apparaît le plus souvent qu'il a entendu des voix moqueuses ou menaçantes. Les surveillants murmurent devant la porte de sa cellule ; ils disent qu'il a eu des rapports sexuels avec d'autres prisonniers, qu'il a offensé un médecin, incendié la maison de son père, poignardé quelqu'un, enterré dehors de l'argent ; il doit être exécuté, engraissé pour le laboratoire d'anatomie ; une malade entendait des reproches relatifs à un égarement sexuel réel avec son père adoptif. Les surveillants tiennent parfois de longues conversations sur le malade ; ils se moquent de lui, le bernent, traînent de-ci de-là avec des semelles de caoutchouc, frappent à la porte, crient son nom, des injures ; pendant ce temps des cloches et de la musique résonnent. Même les codétenus parlent de lui, se chuchotent à l'oreille quand il apparaît, sifflent : « c'est lui, c'est lui », « le spinatert ». Le médecin fait des remarques prouvant qu'il est également dans le coup ; « il a beaucoup maigri », entend-on ; on lui crie : « tu es observé et tu ne le sais pas ! » Quand il fait sombre, le malade voit une lueur claire ; on l'éclaire dans les yeux ; des formes noires, des visages grimaçants apparaissent ; il y a deux cadavres dans la cellule ; les murs se déplacent dans sa direction.

Il sent des paresthésies dans le bout de ses doigts, un courant dans son corps, des punaises dans son lit. Le repas est gâté, a un goût bizarre, donne des nausées et de la diarrhée ; après l'absorption d'une poudre, il se développe une mauvaise odeur dans sa bouche ; le malade sent le toxique dans son corps, dans l'œsophage. Du pétrole flotte sur la soupe ; les couvertures puent ; il y a des vapeurs nocives dans l'air.

Des vécus étranges et inquiétants, le plus souvent nocturnes, ont coutume de jouer un rôle tout particulier. Le médecin et le gardien apparaissent la nuit dans la cellule pour anesthésier le malade ; les surveillants viennent et le rouent de coups ; on l'électrise et on l'hypnotise, si bien qu'il ne peut ni parler ni bouger, tout cela pour obtenir un aveu de sa part. Un malade affirmait que le directeur de la maison de redressement était venu chez lui la nuit avec le chef de cabinet du ministre ; ils lui auraient plongé un sabre dans le ventre, plus tard aussi ils avaient lâché un chien sur lui. Un autre fut fermement persuadé pendant assez longtemps que la nuit, le procureur lui avait mis la tête de Goethe ou de Schiller, et ne pensa que plus tard que cela avait dû être une hallucination. Un troisième déclara que le procureur l'avait menacé avec un revolver à travers la fenêtre du fiacre pendant le transport. Les événements de ce genre sont décrits avec tous les détails et la plus grande fidélité que donne la conviction, et toujours restitués de la même manière. On reste toutefois incertain quant à savoir s'il s'agit de vécus oniriques ou de falsifications du souvenir.

Avec ou sans relation avec les perceptions trompeuses, il se développe maintenant un délire de persécution élaboré de façon plus ou moins intellectuelle. On trouve habituellement en son centre l'opinion que les employés de l'établissement pénitentiaire, surtout le directeur, ont pour objectif, quelle que soit la manière, de réprimer le malade et si possible de causer sa perte. Il y a des clous dans les quenelles ; les codétenus sont incités à l'étrangler. Tous se sont conjurés contre lui, ils s'aident les uns les autres, lui font la tête, le chicanent, lui disent des mensonges, le croisent en le raillant et en se moquant de lui. Quand on l'aborde amicalement, il ne voit que flatterie et ruse masquée, destiné à obtenir quelque chose de lui, par exemple le retrait d'une requête de réouverture du procès, d'une plainte. La proposition du directeur de prendre davantage soin de sa famille fut considérée par un malade comme une tentative de corruption, censée le détourner de l'envoi d'une plainte. On le trompe et on le dupe ; un malade pensait que la nouvelle de la mort de sa femme était un faux destiné à masquer que le prêtre de l'établissement vivait avec elle en concubinage. On cherche à l'irriter par toute sorte de chicanes, pour pouvoir justifier après coup par des excès ainsi provoqués les mesures disciplinaires dures prises à son encontre. C'est pour cela que de l'eau est versée dans sa cellule, que la tinette est souillée ; on le traite à chaque occasion de façon injuste, on falsifie ses lettres, on n'envoie pas ses plaintes ; lorsqu'il a une prise de sang, on lui injecte du poison. Il est surveillé par des détectives, doit être attiré dans une embuscade, rendu fou alors qu'il est innocent ; le médecin veut s'en servir pour ses études, l'opérer dans les semaines prochaines. C'est pourquoi un malade expliquait qu'il n'irait dans le jardin qu'armé d'un couteau et d'un revolver. Il doit être rendu fou ; l'échafaud est déjà monté ; le prince régnant était là avec deux fonctionnaires de police pour signer la condamnation à mort.

De temps en temps, des idées totalement extravagantes sont aussi exprimées. Un malade se plaignait de remarquer partout des significations et de ne plus du tout pouvoir s'orienter ; une tache rouge dans son œil gauche signifiait le diable ; autour de sa tête, il y avait un serpent, dans son corps le Bon Dieu. Un autre expliquait qu'il avait été poursuivi depuis sa jeunesse par des ennemis mortels qui ne lui laisseraient aucune paix jusqu'à l'échafaud.

Il est très fréquent que s'associe à ces formations délirantes la conviction d'avoir était condamné innocent. Le malade n'a pas du tout commis le délit ; on l'a arrêté sans aucune raison, on voulait seulement le « faire rentrer » comme il convient. Pendant les délibérations, tout était convenu à l'avance ; la peine était déjà déterminée auparavant, le tribunal était influencé ; on riait moqueusement. Les témoins sont parjures, les actes sont falsifiés ; des intrigues sont ourdies. Un malade pensait que la promotion de l'accusateur qui avait eu lieu entre-temps n'avait pour but dans son procès que d'assurer sa collaboration à l'instance d'appel pour l'anéantir. Beaucoup de malades entendent aussi des voix, qui les déclarent innocents, disent qu'ils sont graciés, qu'ils ont été rejugés, qui considèrent donc leur maintien en détention comme l'œuvre de personnes hostiles à eux, en premier lieu le directeur de l'établissement pénitentiaire et le procureur de l'État, dont les activités honteuses apparaîtront d'ailleurs bientôt au grand jour.

Toutes ces représentations délirantes sont présentées avec passion et élaborées intellectuellement, maintenues avec opiniâtreté et défendues contre les objections. Si l'on insinue qu'il s'agit de représentations pathologiques, le malade nie le plus souvent violemment ; on veut seulement le détruire par la violence et le rendre stupide ; escroquerie impie. Un malade expliquait très décidé que les voix qu'il entendait étaient des « choses de la nature ». Dans d'autres cas, il existe un sentiment de maladie à teinte hypocondriaque. L'air constamment sec et l'isolement ont agi de façon nocive ; tout le bas-ventre est mort, la mémoire a complètement disparu. Un malade disait qu'à la suite de sa solitude, il devenait encore plus éparpillé, qu'il était toujours excité sans raison, qu'il voyait la mort devant ses yeux ; un autre priait le médecin de bien vouloir lui trancher la tête pour voir s'il n'y avait pas du pus dans le cerveau. La conscience est ce faisant durablement et parfaitement conservée ; tout au plus les malades présentent-ils très passagèrement une confusion lorsqu'ils sont très excités. Un malade indiquait qu'il avait senti que son cerveau était embrouillé et alourdi ; un autre déclara qu'il s'était occupé incessamment de son affaire, qu'il s'était tout représenté et imaginé d'une manière distincte.

Dans le domaine affectif, il existe régulièrement chez les malades une forte *tension.* Ils se sentent abandonnés, désespérés, sans espoir, ils vivent dans une angoisse et une excitation constantes et ont de ce fait souvent recours aux tentatives de suicide. La méfiance la plus extrême les emplit à l'égard de leur entourage global, ils pensent que tous sont dans le secret et conjurés contre lui. Ils refusent de ce fait aussi fréquemment toute discussion de leur affaire, n'acceptent aucun examen, veulent rester en paix, sont fermés, sombres, irrités et hostiles ; ils jettent à l'occasion la marmite contre le mur, fracassent une cruche, profèrent des injures par la fenêtre, attaquent des codétenus, menacent d'abattre encore quelqu'un. En même temps, ils ont coutume de conduire le combat contre les persécuteurs imaginés avec une grande opiniâtreté et un grand acharnement. Ils rédigent de nombreux mémoires, pour obtenir la reprise du procès, se plaignent de « déni de justice », font des annonces sur le traitement erroné et injuste qui leur est réservé à l'établissement pénitentiaire. Un malade écrivait, comme il le disait lui-même « en pleine confusion », une lettre à l'empereur avec la prière d'envoyer un chargé de pouvoir pour les délibérations imminentes sur une peine additionnelle, afin qu'il ne soit pas anéanti par l'accusateur nourri d'intentions hostiles à son égard. La tension intérieure se manifeste souvent par des insubordinations et des oppositions qui conduisent alors dans un premier temps à de nouvelles mesures disciplinaires et peuvent par-là aggraver l'état pathologique. Le sommeil des malades est régulièrement très perturbé ; ils se réveillent en effroi, restent éveillés la nuit quand ils sont couchés et ruminent, sont tourmentés par des rêves angoissants. Même l'alimentation a coutume d'être défectueuse, en partie en raison d'idées d'empoisonnement ; un malade refusait d'absorber toute alimentation parce que des voix lui avaient dit que des morceaux de nourriture étaient pendus au-dessus de lui, un autre parce qu'il voulait se laisser mourir de faim. Il est donc fréquent que le poids diminue fortement.

L'évolution du mal dépend à un haut degré de la forme que vont prendre les conditions de vie extérieures du malade ; la durée des manifestations pathologiques peut osciller de quelques semaines à plusieurs années. Tant que la pression de la discipline de l'établissement pénitentiaire continue, l'état a coutume de s'aggraver. La sortie de l'isolement, lequel agit de façon particulièrement défavorable, et la mise en détention communautaire ou à l'infirmerie, entraînent régulièrement un certain apaisement. C'est encore plus le cas lors de transfert en traitement psychiatrique, étant présupposé qu'aucune interruption de la peine n'y est associée. Certes, nous l'avons déjà indiqué, les malades se hérissent d'abord le plus souvent beaucoup quand on insinue qu'ils ont une affection psychique, mais le nouvel environnement, la prise en compte de leur état, la disparition des frictions continuelles dues à leur délire de persécution, conduisent habituellement bientôt à une diminution de la tension affective, si bien qu'ils deviennent plus libres, plus accessibles et plus conciliables.

Mais en fait, on n'obtient une véritable critique des représentations délirantes que chez une partie des malades. Ils concèdent au moins que sur tel ou tel point ils ont pu se tromper, avoir été très énervé, même s'ils tiennent pour justifiée durablement leur méfiance générale. D'autres se révèlent complètement incorrigibles, et ne se laissent pas arracher à l'aspect factuel de leurs vécus délirants. Mais même chez eux, ces idées perdent progressivement leur acuité et leur force d'entraînement. Elles ne sont plus davantage développées et élaborées, elles ne sont tout bonnement plus exprimées sans suscitation particulière, elles pâlissent, vont aussi sans doute pour certaines se perdre dans l'oubli et ne jouent en tout cas plus aucun rôle sur l'action du malade ; elles acquièrent donc les propriétés du « délire résiduel ». Si l'on peut obtenir que le malade se plie durablement à des conditions supportables pour lui, alors son mal est ainsi terminé. Si cela ne se produit pas, on peut voir apparaître un combat contre l'autorité de l'État et ses représentants, combat acharné, passionné et continué pendant plusieurs années et même plusieurs décennies, ce qui pour les deux parties comporte les désagréments et les dangers les plus sévères. Supplices disciplinaires les plus graves d'un côté, évasions, attaques dangereuses et tentatives de meurtre de l'autre côté caractérisent cette voie. Si ceux qui ont guéri avec un défect reviennent plus tard en prison, on assiste très habituellement à un retour des anciennes illusions sensorielles et formations délirantes qui avaient complètement disparu pendant la liberté.

Le nombre relativement faible des observations que j'ai réunies sur cette forme ne me permet pas de donner des indications plus précises sur la constitution personnelle des malades. Leur âge est dans la moyenne plus élevé que dans les formes hystériques des psychoses des détenus, en partie sans doute parce que comme ici, à la différence des affections que nous considérons, on ne dispose que de privations de liberté lourdes et de longue durée. Le sexe féminin n'était presque pas représenté. La charge héréditaire, y compris due à l'alcoolisme des parents, m'a semblé être plus importante que là ; un nombre frappant de malades est né en dehors du mariage, ce qui fait conclure à la synergie d'une disposition défavorable et d'un délaissement dans l'éducation.

Dans une série de cas, le délire d'innocence s'associe au délire de persécution. Si en soi déjà les prisonniers pénaux sont souvent enclins à considérer leur faute sous un jour bien plus favorable que le juge, on voit apparaître ici non seulement un refoulement complet de la conscience de faute, mais aussi une réinterprétation et une transformation après coup des événements fatals. Le malade, qui avait même été plus tôt peut-être enclin à avouer, affirme progressivement, souvent après quelques échecs de demandes de grâce et de réouverture du procès, avec toujours plus de résolution, qu'il a été condamné alors qu'il était innocent. Lors du jugement, les témoins ont fait de fausses dépositions ; les véritables témoins n'ont pas été entendus. Il y a eu de graves infractions à la loi, des falsifications de documents. Le signalement du gendarme ne correspondait pas à la vérité ; le procureur a commis des « infamies dans ses fonctions » ; les médecins participants ont été convaincus de parjure par les médecins opposés au procès. Pour appuyer ces indications, le malade cite des expressions ou des phrases censées avoir été prononcées lors de ses interrogatoires, pendant le procès, provenant des avis qui lui ont été accessibles, sous une forme arbitrairement interprétée et détournée. On trouve aussi fréquemment des falsifications du souvenir impossibles à méconnaître ; le président du tribunal aurait communiqué au malade lui-même qu'il était libéré, quelque chose n'allait pas dans le dossier. Les traits accablants des événements qui ont eu lieu lors des faits ont coutume de disparaître ; tout s'est déroulé d'une manière radicalement différente de ce qu'affirmait l'accusation. Le malade n'était pas présent à l'époque ; il lui vient encore à l'esprit après des années toute une quantité de témoins à décharge importants qui soit se révèlent introuvables, soit donnent des indications sans intérêt, en tout cas pas celles qu'il attendait. À leur place, on en cite le plus souvent de nouvelles, et encore de nouvelles, avec le même résultat, ce qui incite le malade à proférer d'amères accusations de parjure. Il est très clair que l'origine du délire d'innocence provient de l'aspiration pathétique à se soustraire à la pression surpuissante de la peine privative de liberté, même si à côté des raisons tout à fait contradictoires sont présentées. Un malade, qui avait commis un attentat aux mœurs lors d'une ivresse, dit un jour qu'il avait été bêtement enivré, qu'il avait dû s'enivrer à cause de son travail ; il disait être atteint de neurasthénie grave, avec charge héréditaire, et il affirmait qu'il avait déjà été déclaré irresponsable lors du procès. Mais dans le même temps, il affirmait qu'il n'était pas du tout l'auteur des faits ; il « révélerait le crime mystérieux », et le véritable auteur serait trouvé.

Sur cette base se développe le tableau clinique du *quérulent carcéral*. Le malade devient insubordonné, il abîme et détruit la propriété de l'État, recouvre sa cellule d'excréments, refuse le travail, repousse la nourriture, profère les injures les plus ordurières et s'attire de nombreuses peines disciplinaires, qui naturellement ne font qu'accroître son amertume et le poussent dans certains cas à des attaques dangereuses sur les fonctionnaires. En même temps, il écrit une suite infinie de longues plaintes, motions, requêtes, demandes de réouverture des procès, qui affirment avec des tournures uniformes son innocence, décrivent les souffrances subies et couvrent d'injures, de soupçons, et de menaces les soi-disant auteurs de tout son malheur. Il serait enfermé contrairement au droit, est « un homme de la liberté », pas un criminel, n'a en général rien à demander ; un malade jugé depuis longtemps affirmait qu'il était encore un prisonnier de détention préventive. Il n'arrivait pas à faire valoir ses droits ; on voulait l'éliminer ; son système nerveux était déjà incurablement ébranlé. Un malade expliquait qu'il avait contracté six handicaps persistants à la maison de redressement, parmi lesquels il citait notamment une hernie inguinale (inexistante) et un « ramollissement du cerveau ». Les fonctionnaires sont des porcs, des chiens, le directeur est le plus grand des criminels ; le procureur a sa place dans la maison de correction. La justice doit advenir si tant est qu'il y en ait une ; le malade fera connaître son affaire au ministère, à la presse, à l'honorable gazette locale ; un malade voulait déposer plainte contre le ministre. Le malade cherche à donner à ses écrits la forme la plus impressionnante possible en utilisant des mots-choc, des tournures emphatiques et ampoulées, le soulignement et des points d'exclamation. Dans les entretiens oraux, il est facilement pris d'une vive excitation, émet passionnément, avec une grosse voix, un grand flot de paroles, d'assertions et de plaintes, sans se laisser décontenancer par les objections et sans même les prendre en compte.

Régulièrement, il existe chez le malade un sentiment de soi très élevé, qui s'exprime par une attitude prétentieuse, arrogante, la manie d'avoir toujours raison, les grandes manières. Un meurtrier déclarait être un homme d'honneur, plus que les surveillants et les fonctionnaires ; un buveur dégradé, qui avait été condamné, après une série de punitions préliminaires, à quatre ans de maison de redressement pour viol, disait qu'il était d'un caractère honnête, brave et capable ; c'est ce dont pouvaient témoigner 300 ouvriers, deux médecins d'usine et divers commerçants. On peut bien admettre qu'une estime de soi élevée, associée à une irritabilité affective, livre le sol favorable au développement des tableaux pathologiques quérulents, dans la mesure où ils ne laissent pas de place au sentiment de culpabilité, et augmentent la sensibilité à la pression de la peine. Mais d'un autre côté, il est probablement aussi indubitable que la discipline de fer des maisons de correction, réprimant impitoyablement toute motion volontaire un peu libre, incite justement à la rébellion à cause de sa sévérité, et favorise le retranchement derrière une surélévation de soi provocatrice.

Le délire d'innocence quérulent ne représente qu'une forme évolutive du délire de persécution psychogène des détenus, dont on ne le sépare à vrai dire qu'artificiellement. Comme celui-ci, il peut parvenir à un certain arrêt évolutif, même si ce n'est pas la guérison complète, s'il est possible que le malade, par une sortie prématurée ou une amnistie, soit rapidement déchargé de la pression de la privation de la liberté ou au moins soit placé dans des conditions plus favorables (service de médecine, établissement d'aliénés). Dans l'autre cas, son état s'aggrave immanquablement de façon progressive et conduit à la lutte désespérée, déjà citée plus haut, contre les moyens de la puissance de l'État, jusqu'à ce qu'enfin l'effet émoussant de l'âge paralyse le moteur de la volonté.

Rüdin a décrit sous le nom de *« délire présénile de grâce »* une autre forme d'affection apparemment certes fort rare, mais pourtant très importante pour la compréhension des psychoses carcérales ; elle n'a jusqu'à présent été observée que chez des détenus qui avaient été condamnés à des peines privatives de liberté à vie. Il s'agit dans ce cas du développement de la conviction inébranlable d'être graciés, chez des prisonniers vieillissants. Après une période de peine durant plusieurs décennies, le plus souvent passée de façon irréprochable, le prisonnier se met soudain a affirmer avec conviction qu'on lui à communiqué depuis longtemps qu'il est gracié. Il décrit alors habituellement très précisément le processus : comment le directeur lui a communiqué l'information, comment un procès-verbal a été établi, comment il a reçu une lettre, comment des amis sont venus la nuit pour lui apporter la nouvelle ; certains malades racontent que des voix nocturnes leur ont communiqué la grâce. Le plus souvent il s'agit manifestement ici de falsifications des souvenirs. En même temps, le patient indique qu'on lui a promis une situation de chef d'atelier dans la maison de correction, ou de patron au-dehors dans une entreprise ; un malade déclarait qu'il avait hérité d'une affaire, un autre qu'il avait été nommé par l'empereur prédicateur de la cour et directeur de chant parce qu'il avait lu très assidûment la Bible et chanté très joliment dans le chœur ; il est maintenant allé à Berlin pour faire sa prédication inaugurale. En conséquence, le malade considère sa retenue dans la maison de redressement comme contraire au droit. On lui dissimule les papiers relatifs à sa grâce par malveillance ou pour garder son salaire de travailleur.

Régulièrement s'associent à ces représentations pathologiques d'autres formations délirantes qui appartiennent tout à fait au cadre du délire de persécution décrit plus haut. Les surveillants parlent du malade, sont des tueurs à gages, veulent l'éliminer, viennent la nuit avec des couteaux ; des hommes déguisés avec des masques, des femmes grisonnantes entrent la nuit et le menacent ; des voix nocturnes ne lui laissent aucun repos. On le chicane, il est tourmenté par ses codétenus ; le pasteur l'hypnotise, fait des expériences sur lui pour lui faire perdre force et volonté ; on lui ouvre le crâne, on lui sort une partie du cerveau ; on lui projette des flammes dans les oreilles. Les yeux du maître d'œuvre le pourchassent sous la forme de sphères de feu ; il y a du poison dans la nourriture. Le ministre est son ennemi ; on ne veut pas lui accorder son droit. Le moment des faits punis, qui remonte habituellement à plusieurs décennies, a coutume, dans le souvenir du patient, contrairement à ses aveux antérieurs, de se déplacer en fonction surtout de ses désirs, si bien que son idée d'avoir été puni bien trop durement trouve ainsi un appui dans sa représentation.

La conscience des malades est alors parfaitement claire ; un seul malade se plaignait de sentir sa tête lourde, voilée. Leur pensée évolue sur des voies uniformes, étroites, elle donne une impression d'infantilisme et de naïveté. Leur mémoire présente de nombreuses lacunes ; leur jugement est affaibli. Ils se cramponnent inébranlablement à leurs représentations délirantes malgré toutes les objections, mêmes s'ils font aussi peut-être passagèrement d'apparents aveux. « Ça vit quand même en moi » déclara un malade face aux efforts que l'on faisait pour mettre en lumière la vanité de son délire. L'humeur des malades est oppressée, facilement anxieuse, à l'occasion irritable ou larmoyante ; ils sont calmes, sérieux, mais accessibles, volontaires, polis et travailleurs. Ils ne font aucune difficulté notable avec le traitement ; ils refusent tout au plus de continuer à travailler, parce qu'ils disent ne plus être depuis longtemps des détenus de maison de redressement. Mais par ailleurs, ils obéissent, avec la certitude assurée que leur droit finira par éclater au grand jour, sans faire de démarche particulière pour réaliser leurs espoirs, et sans se laisser entraîner à se défendre contre les persécutions.

Du point de vue physique, selon Rüdin, les malades donnent prématurément l'impression d'être des vieillards, alors que la moitié n'avait pas encore atteint 50 ans au début de la maladie. Ils semblent brisés, sans ressort et sans fraîcheur, présentent des tremblements, une faiblesse musculaire, une incertitude des mouvements, des altérations artériosclérotiques. En outre, ils se plaignent très habituellement de céphalées et de troubles du sommeil.

Il n'est pas tout à fait indubitable que le tableau pathologique que nous venons de décrire puisse prétendre à l'indépendance clinique. D'un côté, il correspond dans ses traits essentiels au délire de persécution des prisonniers. Mais d'un autre côté, une nouvelle manifestation pathologique s'avance au premier plan, le délire de grâce, bien particulier. Il faut cependant souligner que le délire de grâce ne manque pas tout à fait même dans le tableau du délire de persécution ; dans ce cas-là aussi, les malades entendent parfois des bonnes nouvelles de ce genre. La même chose s'applique au délire d'innocence qui est commun aux deux formes d'affection. Il semble qu'il s'agisse donc essentiellement d'un certain déplacement dans la constitution des formes de délire ; nous avons vu plus haut le délire de persécution prédominer, ici celui de grâce. À cela s'ajoute en outre le fait que chez les patients du premier groupe, décrits plus haut, l'influence exercée sur l'ensemble de la vie psychique, notamment l'humeur et la volonté, était disproportionnément plus intense ; ils souffraient avec la plus grande intensité de la pression qui pesait sur eux et tendaient passionnément à s'en libérer par tous les moyens. Au contraire, nous voyons ici des gens qui supportent calmement la situation, qui dans l'essentiel se sont habitués à leur destin difficile et qui refusent seulement de se faire ôter l'espoir d'une tournure favorable qui finirait enfin pas arriver.

À cette opposition correspond d'un côté l'âge de survenue du trouble, ici bien supérieur. Parmi les malades souffrant de délire de persécution, un seul avait plus de 40 ans au début de la maladie, ici le plus jeune avait plus de 45 ans. Là il s'agissait d'une peine privative de liberté allant jusqu'à huit ans de maison de redressement, au cours de laquelle l'affection intervenait souvent dès après quelques années et même quelques mois ; ici le plus souvent 30 ans et plus avaient été passés dans la maison de redressement, sans perspective notable de retour à la liberté. Il semblait même que le refus sans cesse réitéré des requêtes de grâce, en dépit de l'intervention des fonctionnaires de l'établissement, ait exercé un certain effet déclencheur. Enfin je ne veux pas oublier de mentionner que la charge héréditaire semble être ici relativement minime, mais qu'à ce sujet on ne pourra porter un jugement fiable qu'après avoir recueilli des observations bien plus nombreuses.

L'image que nous obtenons, après avoir discuté les relations des deux maladies que nous avons comparées, me semble indiquer que nous avons affaire à des formes de manifestation cliniques proches parentes dont les divergences peuvent être expliquées sans doute essentiellement par un déplacement de leurs conditions de genèse. Le début relativement précoce de la maladie dans le premier groupe indique que nous avons affaire à des personnalités à la forte disposition psychopathique et à la résistance psychique minime. En revanche, sont affectés du délire présénile de grâce les hommes qui ont souffert avec une constance littéralement étonnante le tourment innommable d'une privation de liberté durant environ une vie humaine, sans s'effondrer. Cette pression est encore aggravée par l'anéantissement complet de tout espoir de retour à la vie libre, ce qui est dû au jugement initial, et plus encore à la vanité des requêtes ultérieures d'atténuation. Nous avons donc ici un échantillon des charges les plus lourdes auxquelles l'esprit humain en général puisse être exposé. C'est chez ces malades que nous pourrons observer l'effet pur des influences qui se réunissent dans la détention, alors que dans le groupe que nous avons discuté en premier il faut compter en plus dans une mesure tout à fait notable avec les conséquences d'une infériorité innée ou acquise.

Il est évident dans ces circonstances que le délire présénile de grâce ne signifie pas autre chose que le complet et définitif *effondrement de la personnalité psychique*. Les temps du combat, du soulèvement révolté de la personnalité violentée contre les moyens de la puissance de l'État, sont passés depuis longtemps, mais même le dernier éclair d'espoir réel que la vie puisse refléter est éteint. C'est là un état d'âme qu'un être humain ne peut supporter dans la durée ; car il n'y a bien que l'espoir qui nous pousse ainsi à prendre quotidiennement sur nos épaules la charge du Dasein (existence) ! De même donc que la nostalgie qui aspire à être délivré de la détresse de la vie se tourne vers la perspective d'un bonheur supraterrestre, l'âme épuisée du vieux détenu s'enfuit hors du présent insupportable et désespéré dans un délire qui au moins laisse ouverte la possibilité de la libération. C'est donc un processus similaire au développement des psychoses carcérales hystériques que nous rencontrons, mais il n'est pas accompagné par un obscurcissement de la conscience. Malgré une conscience vigile et claire, la faculté de distinguer entre imagination et réalité cruelle est en panne ; le délire est pour ainsi dire devenu un dogme religieux, un Évangile qui est vivant dans le malade, il n'a plus besoin de preuves et n'est accessible à aucune réfutation. Mais à vrai dire, pour atteindre ce point, il faut une âme appauvrie, affaiblie et acculée, par une pression affective inouïe, à une seule direction de pensée et d'aspiration. Ce n'est que quand l'âge qui approche, accéléré par l'enfermement, a brisé la souplesse psychique que le détenu sombre sans résistance dans le délire, amical libérateur. Ainsi se fait-il que même le délire de persécution accompagnateur ne meut plus particulièrement son esprit désertifié, n'entraîne plus sa volonté à résister et à se défendre. Le délire présénile de grâce est une consomption qui n'est plus susceptible de réellement rétrocéder, même si dans des conditions de vie plus favorables les représentations pathologiques elles-mêmes peuvent progressivement pâlir de plus en plus.

Des tableaux pathologiques que je viens de décrire ici, et que j'aimerais rassembler en raison de leur histoire génétique sous la dénomination commune de « psychoses carcérales » au sens étroit du terme, il se dégage en outre un groupe d'observations qui par rapport à eux se distingue par la multiplicité extrême des constructions délirantes, souvent aussi par l'immixtion de certains traits hystériques. Alors que dans les véritables psychoses carcérales, les perceptions et représentations pathologiques se réfèrent presque exclusivement à la détention, ses causes, conséquences et manifestations accompagnatrices, le délire des malades qu'il convient maintenant de considérer contient à côté du « complexe carcéral » tous les autres traits relevant plutôt d'un delirium qui souvent rappellent fortement les expériences des états crépusculaires hystériques, sans être cependant accompagnés par un obscurcissement de la conscience marqué d'une manière quelconque et, notamment, durable. Comme toutefois ici et là une légère baisse de la clarté et de la réflexion ont coutume de se présenter, on peut si l'on veut, dans bien des cas avec quelque justesse, parler d'« état crépusculaire décalé », sans que puisse être indiqué ainsi plus qu'une très générale relation de parenté avec les formes pathologiques hystériques correspondantes. Pour séparer ces pathologies des autres formes des troubles mentaux psychogènes des prisonniers, je propose de les appeler « délires du détenu », nom qui a perdu depuis longtemps sa signification historique originelle et caractérise assez bien cette forme.

Cette maladie commence en règle générale peu après l'arrestation ou après une durée relativement brève de temps de peine. On voit d'abord surgir des troubles qui rappellent fortement le délire de persécution décrit plus haut, mais ont en général une coloration plus théâtrale. Les malades entendent appeler leur nom, des voies injurieuses ; on dit : vermine, bandit ; la mère décédée leur fait des reproches : « Honte à toi ! » Une malade entendait gronder une femme qu'elle avait blessée. On se moque d'eux, on parle d'électrisation ; d'autres prononcent à voix haute leurs pensées. Une malade entendait des voix qui commentaient tout ce qu'elle faisait, savaient tout ce qu'elle faisait. Elle menait avec elles des dialogues, entendit que lors d'une délibération des images indécentes d'elle-même avaient été montrées et que tous avaient dit : « Affreux ! Affreux ! » « Pour l'amour de Dieu ! » On lui cria : « Satan, Satan ! Saleté, truie, porc, elle ira au gibet ! » Les malades voient la nuit des formes avec des poignards et des manteaux noirs, le diable ; ils sont traversés par des rayons X, si bien que sous la couverture il fait clair ; on les hypnotise, on les bat, on mélange du poison à leur nourriture.

En même temps se développe un intense délire de persécution. Le malade est coupable de la mort de sa mère ; il lui arrive quelque chose. Il sera puni de mort, emporté dans son sommeil, découpé, jeté dans l'eau, il sera envoyé au laboratoire d'anatomie, chez les criminels sexuels. Les gens l'attendent ; le monde entier s'est ligué contre lui, il existe un complot de trompeurs contre lui. Le procureur est parjure ; de hauts fonctionnaires le poursuivent, veulent lui confisquer sa pension ; des gens deviennent fous à cause de lui ; le frère est décapité dans la cour. Les représentations hypocondriaques plus ou moins extravagantes sont fréquentes. Le malade a la tuberculose de la moelle épinière, la gale, il ne respire plus, il est condamné à mourir. Il y a quelque chose de déchiré dans son ventre ; son cerveau est sens dessus dessous ; il devient dément, perd la mémoire ; on produit artificiellement ses pulsations cardiaques et sa respiration ; il y a quelque chose dans son ventre, dans son rectum. Un malade affirmait qu'à partir des pilules qu'il avait avalées, un serpent se serait développé à l'intérieur de lui et lui empestait la langue, lui criait des injures et lui parlait depuis son estomac.

Constituant une remarquable antithèse avec ces représentations dépressives, on trouve les idées de grandeur qui apparaissent presque régulièrement à côté d'elles. Avant tout, les malades se déclarent le plus souvent innocents ; ils nient carrément leur acte ou cherchent à le présenter sous une tout autre lumière. Un proxénète insistait expressément sur le fait qu'il était un homme honnête, qu'il n'avait jamais fait de mal à personne ; un malade, qui avait menacé l'une de ses bien-aimées de l'abattre, en avait blessé une deuxième et en avait abattu réellement une troisième, assura solennellement qu'il n'était conscient d'aucune faute, n'avait jamais fait d'ennuis à un être humain, qu'il n'avait encore jamais été un criminel et devait payer la faute d'un autre. Il n'avait jamais eu l'intention d'abattre la jeune fille « dans un esprit criminel », mais pensait avoir été destiné à cela par Dieu. Plus tard, il affirma avoir vu la bien-aimée, à l'autopsie de laquelle il avait assisté, et lui écrivit des lettres tendres. Un autre malade racontait qu'il avait vu un autel et un crucifix ; le Christ inclina la tête, le gracia et lui pardonna ses péchés. Un troisième, qui s'était présenté comme un médecin et avait commis toute sorte d'escroqueries, affirmait que pendant la nuit un médecin était venu le voir et lui avait révélé que lui aussi pouvait être médecin. D'autres ont entendu la voix de Dieu, se sont convertis, vivront éternellement ; un malade déclara qu'il était un solitaire, qu'il s'appelait Hieronymus.

À cela s'associent toutes les idées extravagantes possibles. Le malade a appris quelque chose à propos d'une récompense, il a fait un héritage, il est très riche, il possède plusieurs millions, un gros entrepôt de filature, il touche une rente de 40 000 Mark. Il a des relations bien placées, est général, enfant de comte, adjudant du roi du Wurtemberg, meilleur ami de l'empereur, qu'il n'appelle que « Willy ». Un malade affirmait être le fils de Louis et Lola Montez et que de ce fait il monterait sur le trône de Bavière. D'autres ont fait de grands voyages, des inventions curieuses, ils ont écrit des livres, des romans comme Nic Karter et Rinaldini ; ils voyageront en Amérique avec un riche Américain, achèteront un cirque, captureront des lions en Afrique, arrêteront un criminel sexuel de Berlin, gagneront beaucoup d'argent.

Toutes ces déclarations et beaucoup d'autres ne sont souvent exprimées par les malades que passagèrement et ensuite remplacées par d'autres représentations aussi insensées, sans être plus élaborées intellectuellement ; ici et là seulement, une idée semble tenir plus solidement et être développée. Il s'agit le plus souvent, comme l'a exprimé Birnbaum, non pas de véritables représentations délirantes, mais d'« imaginations délirantes », qui émergent et disparaissent sans devenir un élément intégrant solide de la personnalité psychique. C'était « comme des pressentiments, ça traversait d'un côté à l'autre » déclarait un malade. La conscience est alors en général claire, l'orientation non perturbée ; les patients appréhendent les choses sans difficultés et donnent des renseignements cohérents. Cependant il n'est pas rare qu'apparaissent des périodes pendant lesquelles ils sont contenus, facilement confus et paraissent dissociés, appellent les personnes par un nom erroné, tiennent des discours incohérents.

L'humeur des malades est sujette à de nombreuses fluctuations. Ils sont tantôt anxieux, larmoyants, souvent avec une teinte proprement infantile, tantôt mous, sensibles, tantôt niaisement gais, enclins à faire des blagues sottes. Un malade qui affirmait voir le diable se peignit des cornes sur le front avec de la suie ; alors qu'il gisait stuporeux et inaccessible, il attrapait immédiatement le doigt qui essayait d'abaisser sa lèvre inférieure. Il survient parfois une tentative de suicide ludique. Parfois des expressions violentes peuvent surgir, notamment après des sollicitations extérieures. Les malades poussent des injures, crient, détruisent, ou bien ils chantent, dansent de-ci de-là. Très fréquemment, ils apparaissent pendant longtemps étonnamment obtus, l'esprit lourd et pauvre en pensées, ils restent assis sans s'intéresser à quoi que ce soit. On observe de temps à autre aussi un comportement franchement stuporeux : les malade fixent dans le vide, ils ne répondent pas, ne suivent aucune consigne, se laissent piquer sans résistance, sont cataleptiques. Mais on peut assez souvent voir leur comportement se modifier quand ils sont laissés à eux-mêmes, quand ils accèdent à la liberté. Même les essais de fuite inattendus, accomplis avec adresse, montrent à l'occasion que leur immobilisme et leur manque d'énergie ne sont pas vraiment aussi ancrés qu'aurait pu le laisser supposer leur comportement indifférent.

Les représentations délirantes des malades trouvent en partie à s'exprimer dans leurs actions. Les malades anxieux se renferment, se cachent, demande de la protection, prient, refusent la nourriture ; un malade mouillait régulièrement son lit parce qu'il ne se sentait pas en confiance pour aller aux toilettes. D'autres adressent des requêtes à l'empereur et au prince régnant, exigent l'uniforme de capitaine, menacent de faire venir les canons, déposent une plainte en raison de la captation du grand héritage qui leur revient. Le malade cité auparavant, qui avait abattu sa bien-aimée, gifla un paralytique inoffensif parce qu'il écrivait des lettres à celle-ci. Les comportements présentent toute sorte de curiosités. Les malades font des grimaces, sursautent quand on s'approche d'eux, rient ou parlent tout seuls ; pendant plusieurs mois, un malade ne prononça pas un mot, bien qu'il s'exprimât abondamment par écrit et qu'il n'eût pas de difficultés à se faire comprendre. Les expressions orales et écrites des malades sont parfois obscures et confuses ; on voit aussi apparaître à l'occasion des indices de réponses à côté. D'autres malades réussissent à s'exprimer très adroitement ; quelques-uns font des poésies. Je fais suivre un échantillon de ce genre, qui accorde un bon aperçu dans la constitution affective romantique et sensible du malade, un cambrioleur impénitent :

« Le monde entier me méprise,
Parce que je suis tombé –
Ô pauvre cœur ! Ne te brise pas encore,
Prends tout, tout.
Dans l'obscurité constante, tout autour de moi,
Méprisé par le monde entier !
Je marche sur des sentes arides et désolées,
Aucun rayon de soleil ne les éclaire.
Elles me tiennent prisonnier dans l'ombre obscure,
Les ailes noires de formes monstrueuses,
Là où crapauds et serpents dominent leur empire obscur,
Jusqu'à ce que mon cœur fatigué s'incline vers la paix éternelle. »

En ce qui concerne les autres signes pathologiques, nous rencontrons ici tantôt dans les antécédents, tantôt pendant la psychose, chez la plupart des malades, avant tout des troubles hystériques singuliers, le somnambulisme dans la jeunesse, les évanouissements, les accès de convulsions, le vertige, en outre l'analgésie ou l'hyperalgésie, le globe, le rétrécissement concentrique du champ visuel, la diminution du réflexe cornéen et du réflexe de déglutition. À cela s'ajoutent les céphalées, les tremblements, les troubles du sommeil ; un malade présentait des manifestations de Basedow. Parmi les malades, 64 % avaient moins de 30 ans ; la proportion des femmes par rapport aux hommes était de 1:3. La charge héréditaire des malades ne semble pas être inhabituellement intense ; plus d'un tiers provenaient de buveurs.

Même si ces dernières indications, en raison du nombre relativement faible de mes observations, ne peuvent élever de prétention à être absolument fiables, il est pourtant possible d'en déduire, comme de la particularité du tableau clinique que nous avons décrit, avec quelque raison, que nous avons ici affaire à une forme d'affection dans laquelle la constitution psychopathique joue un rôle tout à fait essentiel. En effet, on s'est aperçu que les malades avaient presque toujours depuis l'enfance des personnalités anormales, qu'ils étaient tantôt mous, enthousiastes, fantasques, tantôt plutôt irritables, entêtés, bons à rien. Une série de malades était constituée de véritables menteurs et escrocs pathologiques ; j'ai d'abord tenté de les séparer, mais j'ai trouvé que le tableau clinique n'offrait absolument aucune différence exploitable. Nous en sommes donc venus à conclure que nous avions ici réellement affaire à des « imaginations délirantes chez des dégénérés », la détention jouant plutôt un rôle déclenchant dans l'histoire de leur genèse. De ce point de vue, il fut pour moi particulièrement important de pouvoir observer une religieuse, infirmière scolaire, qui avait été induite par un malade apparemment paranoïde, qui se présentait comme un prince, à des rapprochements sexuels et qui, sous la pression des peines et humiliations désormais en suspens au-dessus d'elle dans son couvent, tomba malade d'une manière tout à fait correspondante.

Le « délire du détenu » se rapproche ainsi d'états crépusculaires hystériques, avec lesquels l'associe aussi la fréquence de certains troubles hystériques. Cependant, ce serait aller bien trop loin de ne parler ici que de psychoses hystériques. Outre qu'il n'y avait jamais qu'une partie des malades qui présentaient des stigmates, la formation délirante fantastique qui se tient ici au premier plan du tableau pathologique s'éloigne très considérablement des aspects courants de l'hystérique. D'un autre côté, elle a des relations impossibles à méconnaître avec certaines formes de constitution psychopathique. Il me semble donc plus satisfaisant de penser que les troubles hystériques singuliers peuvent s'installer également, en dehors de la véritable maladie hystérie, chez diverses autres formes de constitution psychopathique, et donc ici aussi. Il existe des liens qui conduisent de la forme ici discutée au délire de persécution des détenus, dans la mesure où dans ce cas-là également la disposition pathologique joue un rôle essentiel. Cependant nous voyons qu'ici, la construction délirante qui dans le premier cas n'embrassait que le cercle de représentations de la détention, dépasse largement ce domaine et met au jour les produits les plus extraordinaires. En cela, et dans l'influence, ici minime, là importante, qu'exercent le vouloir et l'agir sur le délire, on voit qu'il s'agit dans le délire des détenus justement pour l'essentiel d'imaginations délirantes, alors que dans le délire de persécution il s'agit de représentations délirantes réelles.

Il me semble donc justifié de penser que d'une certaine manière, en fonction du rapport causal entre la constitution et les effets de la détention, on peut établir une série de tableaux pathologiques avec, à l'une des extrémités, les états crépusculaires hystériques, tandis que leur contraire maximum constitue le délire de grâce présénile. Le délire des détenus se rapproche plutôt des premiers, le délire de persécution des détenus plutôt de ce dernier. À vrai dire, on ne peut pas s'attendre, vu le rapport changeant entre les causes internes et externes, et la parenté des diverses formes de constitution psychopathique les unes avec les autres, à une netteté totale des délimitations que je tente ici ; nous aurons plutôt à compter naturellement avec des formes de transition. Les tableaux pathologiques, dans lesquels la disposition pathologique est déterminante, se trouvent sous forme correspondante plus fréquemment ou plus rarement aussi en liberté, selon que les conditions nécessaires sont données ; le délire présénile de grâce semble exclusivement survenir sous la pression d'une privation de liberté durable et sans perspective.

Comme dans toutes les affections psychogènes, l'évolution du délire des prisonniers est influencée par des actions et des conditions extérieures, de la manière la plus déterminante qui soit. Un interrogatoire pénible, l'annonce d'une mort, une mesure disciplinaire, sont suivis d'une aggravation ; le placement dans la division des malades ou la récupération de la liberté conditionnelle feront apparaître une rapide et complète amélioration. Habituellement, les phénomènes pathologiques ont coutume de se perdre après avoir beaucoup fluctué, au bout de quelques mois, progressivement. Le souvenir des périodes pathologiques est le plus souvent très bon ; il existe aussi en général une critique de la pathologie, même s'il est souvent difficile, vu la tendance des malades à éviter et à fanfaronner, d'obtenir des renseignements clairs à ce sujet. Chez bien des malades, les imaginations délirantes de la période pathologique se transforment imperceptiblement en bobards et en frime habituels, auxquels elles se mêlent inextricablement parfois dès l'acmé de la psychose.

Le fait qu'une partie considérable des troubles mentaux faisant irruption pendant la détention appartient à la *dementia praecox* peut dans certaines circonstances rendre douteuse l'interprétation du cas individuel. Aschaffenburg indique que ni l'historique de la genèse ni le tableau clinique ou l'issue ne sont capables de tracer avec certitude la limite de la démence précoce. Les points de vue qui me semblent important dans cette question ont déjà été traités dans la section sur la *dementia praecox*. Des difficultés plus sérieuses pourraient sans doute en général ne se présenter que pour la reconnaissance correcte du tableau d'état de Ganser et de la stupeur carcérale, alors que le délire de persécution des détenus et notamment le délire présénile de grâce ne donneront guère d'occasions à des confusions longues et durables ; elles pourraient apparaître plutôt dans le délire des détenus. La possibilité d'influencer des malades, ou la fondation purement délirante d'un comportement de refus hostile, la réactivité affective et le manque de troubles de la volonté marqués suffiront en règle générale pour clarifier la situation.

Pour conclure cette section, nous devons encore évoquer en quelques mots la simulation qui apparaît parfois chez des personnes en détention provisoire et des détenus porteurs d'une constitution pathologique. Je ne parle pas ici des exhibitions des hystériques, dont je parlerai plus tard, ni des états crépusculaires avec manifestation de refoulement, dont l'histoire génétique psychologique se rapproche tellement de la production volontaire de signes pathologiques, ni les tentatives intentionnelles de faire parvenir au médecin un tableau faux de son propre état mental. Il y a principalement deux voies qui sont empruntées pour parvenir à cette fin. Le plus souvent on joue à « l'homme sauvage ». Le prisonnier crie et rugit, roule les yeux, déchire, détruit, frappe sauvagement tout ce qui lui tombe sous la main. Naturellement, une semblable pseudo-explosion ne réussit à durer que peu de temps. L'influence rapide grâce aux mesures appropriées, l'eau froide, la contention, ainsi que le comportement de celui qui paraissait furieux immédiatement après la crise, son discernement, sa réflexion et sa prudence en dépit du comportement extrêmement violent mettront bien en évidence en règle générale le manque de réelle excitation intérieure. Toutefois, de temps à autre, il peut faire suivre l'excitation par la tentative d'imitation d'une démence lourdaude, dont le tableau est dominé par l'idée que le prisonnier se fait du comportement des malades mentaux. Actes insensés et niais de toute sorte, le cas échéant même l'absorption d'excréments et d'urine, le discours embrouillé et incompréhensible, l'évitement calculé des réactions évidentes et naturelles, peuvent ainsi survenir. Le tableau qui apparaît alors peut donc par certains traits rappeler beaucoup les affections catatoniques, plus encore un état crépusculaire de Ganser, mais la difficulté qu'il y a à exécuter un rôle de ce genre sans contradiction pendant assez longtemps conduira le plus souvent rapidement à l'interprétation exacte. En règle générale, on est très frappé par le changement de comportement en présence du médecin alors qu'entre-temps les prétendus signes pathologiques disparaissent complètement et que s'installe une relation sans contrainte avec les autres patients, les visiteurs ou même les infirmiers. Parfois une lettre détournée, parfaitement ordonnée et en contradiction irréductible avec le comportement que le prisonnier a par ailleurs montre directement la véritable signification de l'état. Ces tentatives de simulation ont coutume le plus souvent d'être abandonnées.

Il faut juger comme bien plus difficile les cas qui apparaissent ici ou là, dans lesquels les prisonniers opposent simplement, à toute pénétration de leur vie psychique, une résistance opiniâtre, passive. Ils donnent des réponses monosyllabiques, négative, parfois même ils n'en donnent pas, n'adhèrent à aucun examen, nient les connaissances les plus simples, mais sans répondre à côté : en secouant la tête, en se taisant ou en donnant l'information uniforme : « je ne sais pas ! » Le plus souvent, ils regardent sans intérêt devant eux, quand on cherche à s'occuper d'eux, exécutent les consignes négligemment de façon imparfaite, n'entreprennent rien contre tout ce qui leur arrive. Ils ne se soucient pas non plus en apparence de leur environnement, se tiennent en marge, mais se comportent par ailleurs de façon ordonnée et discrète. Cependant, on reconnaît d'habitude rapidement qu'ils observent très précisément et sont parfaitement au courant de tous les détails de leur situation, ce qui le cas échéant apparaît nettement dans des tentatives de sortie intelligentes et hardies. Ils ne réussissent pas tout à fait non plus à la longue à réprimer les besoins d'occupation, se procurent des livres, écrivent en secret, cherchent discrètement à nouer des dialogues et des relations. Le rougissement à l'occasion de communications émouvantes, l'augmentation des pulsations cardiaques lorsqu'on leur adresse la parole, peuvent enseigner que l'apparente indifférence est simulée artificiellement. La facilité avec laquelle ce tableau, qui présente tout au plus une certaine similarité avec la stupeur carcérale, peut-être maintenu a pour conséquence que nous le voyons dans des cas singuliers persister pendant des mois et même des années de façon relativement égale. Ce faisant, il peut être tout à fait impossible pendant longtemps de se forger une représentation en quelque manière pertinente de l'état psychique réel du prisonnier, même s'il ne règne aucun doute sur l'exhibition des troubles qui frappent d'abord l'œil. Je connais le cas d'un criminel très malin, mais indubitablement psychopathique, qui réussit plusieurs fois à échapper à la peine de cette manière, en passant pour malade mental, et à venir dans un établissement d'aliénés de sa région natale ; il regagna étonnamment vite sa santé pour reprendre ensuite de nouvelles activités sur la scène antérieure de ses exploits.

Nous ne pouvons entreprendre ici de poursuivre ces questions, comme l'exige le point de vue purement clinique. Une seule chose doit être soulignée, comme nous l'avons fait plus tôt : la simulation de longue durée, planifiée, d'une maladie mentale est, selon l'expérience, pratiquement exceptionnelle, et est observée chez les personnes ayant une constitution anormale. Il s'agit en particulier souvent de criminels d'habitude, escrocs et imposteurs professionnels, cambrioleurs, prostitués masculins, etc. dont l'infériorité psychopathique est manifeste. On trouvera aussi compréhensible que pour une personnalité psychique saine, l'incitation à la simulation ne soit que rarement et passagèrement présente, par exemple quant il s'agit de se créer l'occasion de s'enfuir. Chez l'homme de valeur intacte, on trouvera toujours vivace, en premier lieu, le vœu de voir aboutir aussi vite que possible à une conclusion définitive le conflit avec la loi dans lequel il est engagé, pour pouvoir continuer la vie sur une nouvelle base. Il préférera donc aller à la rencontre de la sentence, plutôt que de choisir la perspective douteuse, après avoir, dans le cas le plus favorable, traîné interminablement son affaire, d'être maintenu dans un établissement d'aliénés pour une durée indéterminée. À ce prix, il se pliera difficilement à l'obligation durable, soumis à des examens pénibles permanents, de jouer avec la plus grande opiniâtreté et la plus grande finesse un rôle précis peu agréable. Et s'il en venait à vouloir être considéré comme malade mental au moment de l'acte criminel, l'exhibition d'un trouble psychique encore existant perdra en règle générale très vite pour lui son charme, dès qu'il aura compris les conséquences qui en résultent. C'est ainsi que la simulation de maladie mentale en général est le moyen de protection de ceux qui ont une faiblesse de la volonté et des personnalités sans consistance, des myopes mentaux et des aventuriers, qui se laissent pousser sans plan par le destin, au lieu de le dominer.

III. Deux tableaux hystériques fréquents dans les troubles mentaux psychogènes du prisonnier : les états crépusculaires et la psychose carcérale

Tiré de Emil Kraepelin *Psychiatrie*, 8e éd., 1915,
Tome IV, Psychiatrie clinique
13. Hystérie, p. 1613-1628 (états crépusculaires), 1628-1632 (psychose carcérale)

États crépusculaires

Il s'agit ici d'états d'obscurcissement de la conscience avec troubles de la perception et de l'action à type de delirium. On les observera au mieux quand ils se rattachent à des manifestations non exceptionnelles chez les hystériques, le noctambulisme ou somnambulisme. Nous pouvons considérer comme ses stades préliminaires les rêves anxieux, le grincement de dents (bruxisme), la somniloquie et les cris pendant le sommeil. Un malade rêvait souvent qu'il se trouvait dans des pays étrangers, en Afrique, qu'il était attaqué par les sauvages, et qu'il menait de durs combats. Lorsque le somnambulisme est marqué, les patients se lèvent de leur lit, mettent en désordre leurs draps, les traînent, ouvrent la fenêtre, regardent dehors, allument la lumière, marchent dans leur chambre ou même dans toute la maison avec les yeux fermés ou mi-clos, secouent la table, font toute sorte de choses souvent parfaitement ordonnées, mais parfois aussi insensées (déchirer des habits, détruire la vaisselle de nuit, cacher ou jeter des objets). Une malade réveillait les enfants ; une autre mit une chaise dans son lit. Après quelque temps, les malades se recouchent pour se réveiller le lendemain matin la tête lourde et le plus souvent sans souvenir de ce qui s'est passé. Il n'est pas rare de pouvoir les éveiller de leur état en leur adressant la parole ou au moyen de stimuli plus intenses (froid, piqûre, pincement).

Souvent, des états de confusion s'installent dès l'endormissement ; les malades parlent de travers, rient « bizarrement », ont l'imagination qui travaille. Des excitations aussi peuvent survenir pendant la nuit. Les malades deviennent inquiets, bavardent, déclament, tombent du lit, dansent, sautent ici et là, frappent des mains, crient, rient. Enfin il faudrait citer parmi les accès nocturnes ceux qui ont été plus hauts mentionnés, à moitié oniriques, les vécus à type de delirium. Les patientes voient leur mère venir près du lit, le séducteur qui leur enjoint d'aller avec lui, parce qu'elles lui appartiennent. Des hommes avec des chapeaux mous et des manteaux rouge sang veulent les couvrir de chaînes et les placer dans une maison publique comme elles le méritent. L'enfant mort gît dans le lit ; l'esprit du père se montre à la fenêtre, apparaît comme Méphistophélès ; un visage d'homme sur le plafond leur commande de sortir de la maison parce qu'elle est maudite. Le diable avec une queue de chien surgit ; des hommes habillés de blanc sans tête montent par la fenêtre.

Les états crépusculaires qui s'intercalent dans la vie vigile sont encore plus variés, si bien qu'il est difficile d'en faire une présentation satisfaisante, d'autant que les formes singulières se transforment souvent l'une en l'autre. Un premier groupe est caractérisé par sa relation avec des *états d'excitation* vive, il représente en quelque sorte une émotion distordue en un état crépusculaire hystérique. Les malades appréhendent relativement bien les détails, mais sont peu lucides quant à leur environnement, font des fausses reconnaissances, ne se font pas une bonne idée de leur situation. Les falsifications perceptives à type d'illusions semblent être fréquentes. Assez souvent, les malades expriment quelques représentations délirantes sporadiques : on voudrait les empoisonner, quelqu'un leur aurait couru derrière avec un revolver, les autres patients les ont injuriés. La coloration de l'humeur est très variable. Les malades sont tantôt bougons, irrités, inaccessibles, tantôt gai, ravis, érotiques. Mais régulièrement, il existe une excitabilité extraordinaire. Avec ou sans incitation extérieure, les explosions les plus violentes se déclenchent sans qu'on s'y soit attendu. Les malades pleurent, crient, hurlent, arrachent les images du mur, détruisent, frappent les vitres, jettent des objets, font du raffut à la porte, poussent pour sortir, deviennent violents ; ils injurient et menacent, chantent avec des visages transfigurés, font des grimaces, dansent ici et là, se roulent dans le lit, se laissent tomber, se tapent la tête sur le sol. Parfois, ils manifestent une vive angoisse, se plaignent d'une sensation de serrement, appellent leur mère morte. En règle générale les états d'excitation ne durent que quelque temps, tout au plus quelques heures, mais ils se répètent très fréquemment, même plusieurs fois au cours du jour et de la nuit. Dans les temps intermédiaires, les malades sont plus calmes, plus lucides, mais lourdauds, irraisonnés, tantôt accessibles, tantôt rejetants, tendus, pour de nouveau exploser subitement à la moindre occasion. Ce genre d'états d'excitation peut se développer à la suite d'une occasion particulière et disparaître dès le lendemain ou le surlendemain. L'alternance imprévisible entre périodes tranquilles et explosions incoercibles peut toutefois s'étendre aussi sur plusieurs semaines et même plusieurs mois, jusqu'à ce qu'enfin se fassent jour une diminution durable de l'excitabilité, un retour de la clarté et de l'ordre dans la pensée et l'action.

Sont très proches de la forme décrite, extraordinairement fréquente, les états crépusculaires observés préférentiellement chez les malades jeunes, avec une *coloration niaise*. Les patients ne sont pas orientés clairement dans leur environnement, ils sont à moitié rêveurs à moitié curieux, et très distraits, font des fausses reconnaissances. Leur humeur est franchement gaie, souvent érotique ; ils rient beaucoup et fort, font allusion à leurs aventures amoureuses, chantent, dansent ici et là, plaisantent ; une malade affirmait voir des chiens bleu ciel, des boules de neige volantes, des souris rouges et des crabes jaunes. Mais entre-temps, ils deviennent aussi facilement irrités, ils injurient, griffent, mordent, frappent les autres malades. Ils présentent une agitation vive, cherchent à s'en aller, se blottissent, font des cabrioles, exécutent des mouvements bizarres avec les mains, cherchent à grimper sur quelque chose, gambadent « par bestialité » disait une malade. Ils tutoient tout le monde, donnent des réponses distordues, impertinentes, font des jeux de mots. Souvent ils jouent toute sorte de tours stupides et mutins, se jettent dans un coin, se couchent dans le lit des autres, renversent de l'eau dans des chaussures, tirent la langue, se parent. Une malade, dont les accès avaient été déclenchés par l'effroi causé par un chat, miaulait comme un chat ; d'autres malades croassent, aboient, courent à quatre pattes. Une malade dorlotait son oreiller comme un enfant au berceau ; une autre caressait et nourrissait sa pantoufle emmaillotée dans une serviette et cueillait des fleurs sur les lits ; une troisième s'écriait toujours : « Je voudrais aller voir ma mère ! »

Le comportement des malades rappelle donc souvent celui d'un enfant mal éduqué et sot. À cela correspond le fait qu'ils affirment ne pas connaître leur nom, ne pas savoir encore écrire, indiquent un âge d'enfant, parlent un langage maladroit, se trompent dans les calculs les plus simples. C'est ainsi qu'apparaît le tableau d'état que l'on a appelé « puérilisme », et qui peut être produit de manière tout à fait similaire par l'hypnose. La durée de ces états est en règle générale uniquement de quelques heures ou tout au plus de quelques jours ; ils peuvent être inaugurés ou terminés par des crises épileptiques. Ces crises elles aussi ont coutume de se répéter fréquemment. Dans les temps intermédiaires, les malades sont souvent complètement transformés, calmes, oppressés, laconiques ; ils n'ont le plus souvent aucun souvenir ou un souvenir très obscur de l'état crépusculaire.

Une autre forme d'état crépusculaire évolue comme un *obscurcissement de la conscience simple, rapidement passager, avec confusion,* sans autres manifestations frappantes. Le plus souvent à la suite d'une émotion, les malades deviennent obtus, perdent la compréhension de leur environnement et exécutent aussi souvent des actes à propos desquels ils ne peuvent rendre plus tard aucun compte. Ils s'acquittent de travers de leurs obligations, font des erreurs grossières en cuisinant, se perdent sur un chemin habituel, empruntent un mauvais escalier, courent sans but ici et là, heurtent les gens sur la route, s'assoient l'air absent, regardent fixement devant eux, ne se couchent pas de toute une nuit. Un malade indiquait qu'il se trouvait souvent quelque part sans savoir comment il y était arrivé ; un autre fut trouvé nu et inconscient sur la route ; un troisième gisait dans les allées sur le ventre et indiqua un nom complètement erroné. Une malade alla en costume de carnaval de Ratisbonne à Munich sans le savoir ; une autre fut attrapée dans le cimetière au moment où elle allait ouvrir une tombe ; elle affirma qu'un médecin qu'elle connaissait y était enterré. Il n'est pas du tout rare dans de tels états d'observer des tentatives de suicide non réfléchies. Les malades sont alors en règle générale confus, ne peuvent pas donner de réponse aux questions les plus simples, ne savent pas leur nom, ne parlent pas du tout. La durée de ces états est habituellement courte ; les malades reviennent à eux au bout de quelques minutes, tout au plus quelques heures. Le plus souvent il s'agit d'incidents occasionnels et sporadiques, qui n'ont aucune tendance à survenir fréquemment.

La *pulsion ambulatoire* hystérique pourrait se baser sur des obscurcissements de la conscience similaires, mais plus légers et plus longs. Les malades entreprennent avec ou sans raison des voyages aventureux et dépourvus de but, se présentent sous un faux nom, dépensent beaucoup d'argent, se mettent en avant, et jouent toute sorte de tours inconcevables. Un malade se présentait comme fonctionnaire de police et se mit à chercher un prétendu « Müller » ; d'autres se donnent l'apparence de médecins, d'officiers, de procureurs, commettent des grivèleries et des escroqueries. Comme il s'agit ici régulièrement de personnalités pathologiquement inférieures, nous devrons évoquer ces troubles plus tard de façon plus précise.

Les états crépusculaires avec *obtusion onirique*, que nous devons maintenant aborder, sont proches du noctambulisme. Les malades sont tout à fait obtus, plongés en soi, ils n'appréhendent pas ce qui se passe autour d'eux, sont à ce qu'il semble dominés par quelques illusions sensorielles et par des représentations délirantes embrouillées, pour autant qu'on puisse le déduire de leur comportement et de leurs déclarations fragmentaires. Ils n'ont pas d'idée de l'endroit où ils se trouvent, se croient dans leur maison, au ciel, en enfer, en prison, ils roulent en automobile, avec des deux côtés Satan. Ils voient des spectres, des visages, une petite forme noire accroupie, des boîtes noires avec de nombreuses serrures noires, des flammes. Le lit s'enfonce ; ils se trouvent dans l'eau jusqu'au cou ; tout boue. Dehors, on parle, leur nom est prononcé ; on se moque d'eux, on les injurie, on veut les étrangler ; Dieu et la mère morte parlent. Les malades sont décontenancés, anxieux, sursautent d'effroi, se dressent soudainement, soupirent, parlent tout seuls doucement, indistinctement ; une malade demandait qu'on lui enlève les serviettes chaudes ; c'était fini, passé. Ici et là s'intercalent entre ces signes un rire ou un pleurer spasmodique.

Attitude et comportement présentent en règle générale une certaine contention. Les malades fixent droit devant eux avec une expression sombre ou anxieuse, vont et viennent lentement avec les bras croisés ou en gesticulant ; ils ne tiennent pas compte de leur environnement, ne se laissent pas distraire même par les perturbations extérieures, ne donnent aucune réponse, ne suivent aucune consigne, lèvent tout au plus une fois les yeux, étonnés. Il existe assez souvent une flexibilité cireuse marquée. Parfois, les malades saisissent ce qui leur tombe sous les yeux, le stéthoscope du médecin, les serviettes de bain, les bas, les habits, pour les cacher dans un coin quelconque ou dans leur lit. On les voit aussi commettre des gestes incendiaires ; une de mes malades vit des montagnes entières de papier devant elle et y mit le feu, ce qui entraîna l'anéantissement de ses biens et de sa prospérité. Dans certains cas, les patients sont plus vifs, glissent sur le sol, rampent sous le lit, cherchent leurs enfants, adressent la parole aux personnes de leur entourage en utilisant des noms erronés, sont irrités et rejetants. On trouve ici des transitions progressives avec la forme suivante.

La durée de ces états crépusculaires a coutume de ne s'étendre que sur quelques heures, tout au plus sur un ou deux jours ; plus ils s'étendent, plus on voit apparaître au devant de la scène, à côté de l'obtusion oniriques, des traits de type delirium, et plus on voit s'établir des relations entre les patients et les impressions de l'environnement. Alors que dans les accès d'évolution rapide, il n'est parfois pas possible, même avec les stimuli les plus forts, de détourner les malades de leur intériorité, voire même de les réveiller, quand ils sont d'une durée supérieure, les malades sont plus accessibles et ordonnés. Là, l'éveil se produit toujours de façon relativement soudaine, assez souvent avec de légères manifestations convulsives, ici, souvent avec un éclaircissement progressif de la conscience. Le souvenir de l'accès est là complètement éteint, il peut ici être partiellement conservé.

Une certaine position particulière revient aux états crépusculaires dans lesquels des événements très déterminés, accompagnés d'une forte excitation affective, avec assombrissement de la conscience, sont sans cesse revécus de la même manière par les malades. Il s'agit d'attaques, de danger mortel et de scènes d'effroi de toute sorte, très fréquemment aussi d'agressions sexuelles. Ce sont souvent des événements réels qui se répètent avec tous leurs détails dans l'imagination du malade ; habituellement ils ont aussi constitué la première occasion de la survenue d'accès hystériques. Une malade, qui avait été l'objet de harcèlement, « voyait toujours l'homme devant elle » ; un malade, dont un cousin s'était mortellement blessé en tombant d'un arbre, revivait sans cesse cet accident dans ses états crépusculaires, lui criait qu'il ne devait pas monter, lui rappelait sa mère, parlait de cercueil et finissait hors de lui. Un malade combattait à chaque fois avec un médecin qui, d'après ce que l'on pouvait déduire de ses formulations fragmentaires, voulait lui faire violence. Giannuli a, entre autres exemples ayant leur place ici, rapporté le cas d'un employé des douanes, qui, s'exposant à un grand danger mortel, avait sauvé une femme d'un troupeau de bovins devenus incontrôlables. Quand quelques mois plus tard il rencontra par hasard la femme sauvée et qu'il eut été couvert par elle de remerciements, il fut atteint d'états crépusculaires hystériques dans lesquels il revivait sans cesse cet événement ébranlant. Cependant, le contenu des delirium est parfois aussi purement inventé ou en tout cas très ornementé.

La vivacité avec laquelle le vécu ébranlant s'exprime dans l'ensemble du comportement des malades a coutume d'être extraordinairement impressionnante. Dans leur jeu mimique changeant se montrent de la façon la plus nette les différentes phases du processus, jusque au sommet de l'effroi ; ils cherchent à fuir, s'effondrent, implorent la pitié, se défendent désespérément, se mettent en rage, sont submergés, le tout avec la plus grande vérité naturelle. « Vas-t-en ! Tu ne dois rien me faire ! » s'écriait une malade ; « maintenant il m'a planté un couteau dans la poitrine ! » Cependant ils sont complètement ravis à leur entourage réel, ne se laissent pas du tout tromper par les interventions extérieures. Les accès ne durent jamais qu'un temps bref, un quart d'heure à une demi-heure ; leur fin est constituée par un éveil relativement soudain, sans souvenir de ce qui s'est passé. Ils ont souvent coutume, parfois même très fréquemment, de se répéter et ensuite, à chaque fois, de se formuler sous forme identique.

Ces états crépusculaires « pathétiques » constituent une sorte de transition entre les formes oniriques et les *formes à type de delirium*, qui sont caractérisées par un obscurcissement bien moindre de la conscience et la survenue d'illusions sensorielles vivaces avec construction délirante extravagante. Les malades font une impression légèrement obtuse et irréfléchie, désemparée, ils appréhendent de façon défectueuse et n'ont pas les idées claires quant aux lieux et aux époques ainsi que quant à leur situation. Ils méconnaissent leur entourage, s'adressent au médecin en employant un mauvais nom, ils le qualifient de comte, croient se trouver dans une autre ville, à Saint-Pétersbourg, et dans un autre pays ; ils se trouvent dans un bal masqué dans un château à la maison de correction. Tout est bleu ; sur les murs se trouvent des chenilles vertes et des serpents ; des animaux sauvages, des lions, des caniches, des chevaux surgissent ; des têtes sortent du mur, des oiseaux noirs volent ici et là ; il y a des « chaînes de serpents » dans les lits, de la vermine. Une femme entre par la fenêtre ; elle voit apparaître des anges, des sorcières et des diables, des hommes noirs, des gardiens, des capucins, trois enfants en habits blancs, le Christ dans un lit, la vierge Marie sur un nuage avec le chapelet. Les cloches sonnent, des parents pestent ; la bien-aimée morte appelle ; une femme menace. L'amant arrive avec le revolver, crie « Toi je t'ai déjà ; tu ne m'échapperas pas ! » On entend : « Vaurien ! », « Menteuse, trompeuse » ; le nom du malade est prononcé. Cela sent la mort ; il y a du poison dans la nourriture ; un malade se sent tiraillé, tiré par les cheveux ; il sent une aiguille, un couteau dans sa jambe. On lui prend des os dans le bras, il n'a plus de cerveau, il a des souris blanches dans la tête, il devient fou ; on lui a inoculé le cancer. Des souris sortent de la bouche, de l'anus et du nez ; un malade les retirait et les jetait. Une malade pensait qu'elle était en feu et condamnée à brûler.

Il est fréquent que les illusions sensorielles des malades ne se restreignent pas à de simples perceptions trompeuses, mais portent un sceau qui les rapproche du vécu. La mère du malade apparaît la nuit et lui annonce sa mort ; une forme aux longs cheveux gris lui ordonne de se suicider ; la sœur est assise dans une cage et crie à l'aide. Un malade se voyait poursuivi par une tête avec de « véritables jarrets », qui ne lui laissait pas de repos jour et nuit, se moquait de lui, touchait sa nourriture avec des doigts sales. Une malade fut embrassée par un homme avec un gros nez, qui voulait la violer ; un malade, qui affirmait que le prêtre couchait avec sa fille, demanda un fusil lorsqu'il prétendit apercevoir celui-ci sur le toit, marqua le « en joue, visez, feu » et déclara qu'il l'avait désormais abattu.

À cela s'ajoutent toute sorte d'idées de persécution et de grandeur variées. Des gens sont tués, des gibets sont construits ; la maison est pleine d'agents de police ; la famille est assassinée ; le père et la mère ont été décapités hier. Le malade est considéré comme un espion, doit être lentement martyrisé à mort, pendu, exécuté aujourd'hui pour haute trahison ; le frère veut le tuer. Un malade déclara qu'il devait être engraissé par les médecins, qu'il appelait des bouchers, puis être saigné. Le malade est Hannibal, prince de Thurn et Taxis, le prince le plus riche du monde, l'adjudant de l'empereur, parent du prince régnant, il envoie tout le monde en Sibérie ; une malade se désignait comme l'impératrice de Berlin. Le malade reçoit 20 000 Marks de la part d'un comte ; il possède 95 000 millions, 100 châteaux, 40 étalons ; les prisonniers doivent fouiller à la recherche d'or et le lui donner. Il organise un bal à la cour, danse avec des princesses, a des princes pour enfants, doit devenir empereur, attend jusqu'à ce que les souverains d'Autriche viennent, doit visiter la maison à la demande du roi de Saxe. Un malade affirmait qu'il avait inventé un système économique qui devait rendre heureux tout le monde ; un autre voulait devenir pape et fonder une nouvelle religion.

Assez souvent aussi, des confabulations sont exprimées. Le malade a poignardé sa sœur, gravement blessé sa fille ; il a été entendu par le procureur, condamné à mort, déjà décapité une fois, mais sa tête a été recollée avec du caoutchouc ; les Anglais lui ont tiré des balles dans la tête. Il a été roué de coups et écrasé, a dû se battre avec des géants, était chez le prince régent à Paris, à roulé dans le Blitzzug (train éclair). On l'a élu au Reichstag. Il a déjà vu plus tôt le médecin à la cour.

Pendant ce delirium, les malades sont le plus souvent accessibles, même s'ils sont un peu somnolents et rêveurs, laconiques. Ils répondent, réagissent aux stimulations et aux objections, mais restent cependant dans le cadre de leurs fictions infanto-ludiques. Un malade, qui disait s'appeler Ito, être empereur tantôt du Japon, tantôt de Chine, et qui affirmait gouverner depuis trois ans, voulait maintenant visiter le roi de Bavière ; il répondit à la sollicitation de parler japonais qu'il ne le ferait pas chez des barbares. Un autre se présentait comme l'empereur de Russie et déclara qu'il ne connaissait pas l'argent allemand, mais uniquement le russe ; il écrivit une carte postale qui était adressée de Saint-Pétersbourg à Munich. Une malade, qui s'était fait une poupée de quelques serviettes, la mit aussitôt à sa poitrine lorsqu'on lui dit que la petite était affamée et avait crié. Parfois, un certain sentiment de maladie ressort des déclarations des malades ; un malade redoutait de devenir fou ; une malade parlait de sa « toquade ».

Des tableaux pathologiques très particuliers se forment à partir des *manifestations de refoulement* hystériques, particulièrement fréquentes dans ces états, et fortement développées. Elles ressortent de la manière la plus frappante dans le *Vorbeireden* (parler, répondre à côté) décrit en premier par Möli, et dont les relations intimes avec les états crépusculaires hystériques ont été mises au jour en particulier par Ganser en

1897. Ce trouble, que nous trouvons passagèrement ou parfois plus durablement dans la grande majorité des états crépusculaires de type delirium, se présente tantôt dans la panne des connaissances les plus simples, tantôt dans la mise en avant d'indications tout à fait fausses, souvent insensées. Dans ce genre d'états crépusculaires « de Ganser », les malades parlent en apparence sans réfléchir, à tort et à travers, ou bien après quelque réflexion, ils donnent des indications qui vont bien « dans le sens de la question », mais y répondent de façon non pertinente. Les malades ne savent pas dire leur nom, l'indiquent de façon défectueuse, ainsi que leur âge et leur année de naissance, et l'année ou la date actuelles, voire même le moment de la journée ; ils calculent de façon tout à fait erronée (1 + 1 = 200), ne savent pas identifier les couleurs et les pièces de monnaie, indiquer le nombre de leurs yeux, de leurs pieds, de leurs doigts. Alors qu'on lui posait de semblables questions, un malade commença minutieusement et maladroitement à compter le nez, les oreilles, etc., sans parvenir au but correct. On obtient des réponses parfaitement insensées aux questions les plus simples. La semaine a 31 jours, le poisson rouge a 4 jambes ; la capitale de l'Allemagne est l'Europe ; le ciel est blanc ; les feuilles sont jaunes. Certains objets sont inexactement nommés, mais pourtant dans le sens d'un certain rapport à la réalité, parfois avec des périphrases, un Mark comme 5 Pfennig, le papier rouge comme blanc, un mouchoir comme chemise, de l'argent comme du papier.

Les malades donnent les renseignements les plus ineptes aussi sur leur condition personnelle. Un malade se donnait le nom de « Mister Smoking » ; une malade disait ne pas connaître sa mère ; un malade célibataire déclarait qu'il avait une femme et quatre enfants ; une femme affirmait que son mari était mort ; elle ne savait pas où se trouvait sa maison. Il est également impossible d'obtenir des indications claires et exactes sur des vécus antérieurs, notamment lorsqu'il s'agit de faits réprimés par la loi. Les malades ne savent pas ce qu'ils ont fait, pourquoi ils sont arrivés à la clinique, qui les y a amenés, où ils étaient auparavant, s'ils ont déjà été condamnés. Parfois, ils allèguent des histoires fictives ; ils étaient plus tôt dans un village éloigné, chez leur mère, ils sont ici depuis déjà six mois, viennent de boire le thé ; il y avait de la visite.

Beaucoup de malades ne peuvent pas non plus écrire, esquissent, comme nous l'avons décrit auparavant, quelques fioritures incompréhensibles sur le papier, omettent des lettres et des mots. Un malade n'arrivait à écrire son nom que quand on lui dictait chaque lettre séparément ; quand on lui demanda d'ajouter son prénom, il écrivit « prénom ». Souvent, les malades évitent les questions surtout quand elles sont insidieuses ; ils parlent de toutes autres choses, ne répondent pas du tout, ou profèrent sans cesse la même locution. Une femme répondait à longueur de journée à toutes les questions : « C'est exclu ! » ; un Russe, qui maîtrisait très bien l'allemand, ne prêtait aucune attention quand on s'adressait à lui en allemand. Beaucoup de malades lisent de façon incohérente, font des omissions. L'humeur des malades est en règle générale variable. Tantôt ils présentent une gaieté niaise et exubérante, ou bien ils donnent une impression d'indifférence somnolente. Il y a quelque fois des tentatives de suicide, mais qui régulièrement sont effectuées avec peu de préparation et d'énergie.

Assez souvent, le comportement des malades n'est pas particulièrement frappant. Beaucoup de malades se soucient peu de leur environnement, se trouvent là sans s'intéresser à rien ; d'autres sont entêtés comme des enfants, résistants, ils se cachent sous la couverture, refusent tout entretien ; d'autres quant à eux sont curieux, saisissent tout, suivent le médecin, font toute sorte de farces, cachent des objets dans le lit. Une malade pliait une serviette pour en faire un bateau avec lequel elle voulait aller en Amérique. Le prétendu empereur du Japon, cité plus haut, se colla un timbre sur le front, se fabriqua des manchettes en papier et un couvre-chef spécial avec quelques serviettes ; un autre malade jetait du pain la nuit dans sa chambre, pour nourrir les pigeons. Il n'est pas rare d'observer des gestes et des attitudes théâtraux.

De temps à autre, on observe de l'inquiétude, surtout la nuit, moins souvent une excitation plus intense. Les malades sortent du lit, se précipitent, pestent, font des grimaces, dansent, chantent, crient, jettent des objets dans la chambre, se roulent sur le sol, deviennent aussi violents ; un malade menaça sa femme avec un couteau. Les expressions verbales sont en règle générale compréhensibles même si elles ont quelque chose d'incohérent ; quelques malade se plaisent à parler d'une manière ornée, font des rimes confuses, écrivent des « poèmes ». Le plus souvent, les malades sont influençables, sursautent d'effroi à chaque stimulus inattendu, se calment quand on leur parle, deviennent anxieux ou irrités lorsqu'on les menace. Un malade s'enfuit en poussant de grands cris quand on lui annonça soudain que son persécuteur arrivait. Le tableau clinique global est sujet à de fréquentes oscillations. Temporairement, les malades peuvent paraitre relativement clairs, pour peu après donner de nouveaux les réponses les plus insensées. Souvent, on peut mettre en évidence des événements extérieurs expliquant l'aggravation, une lettre, une visite, une annonce, une déclaration du médecin ; de temps en temps on réussit en l'encourageant fortement à inciter le malade à répondre de façon raisonnable aux questions qu'on lui pose.

Dans le domaine corporel, on trouve presque toujours tels ou tels troubles hystériques. Le plus fréquent est l'insensibilité aux piqûres d'épingle, tantôt sur tout le corps, tantôt limitée à quelques territoires cutanés. On observe en outre des rétrécissements concentriques du champ visuel, un strabisme, une diplopie, un tremblement, des troubles de la marche et de la parole, une écriture ataxique, des crises, des clonies, un manque de réflexe conjonctival et pharyngé, une augmentation excessive des réflexes tendineux ; de temps en temps il existe une flexibilité cireuse. Le sommeil est souvent très perturbé.

La durée de ces états crépusculaires à type de delirium est le plus souvent de quelques jours ou de quelques semaines, mais peut aussi à l'occasion s'étendre sur des mois, et dans certains cas, avec beaucoup d'oscillations, sur des années. On a alors l'impression qu'il s'agit de toute une chaîne de crises singulières qui se succèdent avec des intervalles brefs plus lucides. Les malades sont pendant quelques jours négativistes, sombres, oublieux, délirants, soudain irrités, violents sans raison, puis de nouveau lucides, érotiques, plaisantins, orgueilleux, ils se parent, connaissent tout le monde, mais ne savent rien de ce qui s'est passé au plus fort de l'obscurcissement de la conscience. Après quelques jours, avant d'être redevenus complètement libres, un nouvel état crépusculaire fait son apparition. Il existe des stigmates mêmes pendant les pauses, notamment des troubles des sensations ; de temps en temps viennent s'intercaler des crises épileptiques. La fin de l'état pathologique a coutume de s'installer progressivement ; le souvenir est aboli ou en tout cas fortement altéré. Souvent, la lacune mnésique s'étend au-delà du début de l'état crépusculaire, mais peut le plus souvent être levée sous hypnose. Les accès ont tendance à se répéter fréquemment.

Les états crépusculaires à type de delirium décrits ici, notamment dans la forme circonscrite par Ganser, se trouvent avec une fréquence très frappante chez les *détenus de préventive et les détenus pénaux*, même s'ils ne sont aucunement restreints à eux. Ils interviennent particulièrement volontiers après l'incarcération ou après un interrogatoire, quand le malade s'est rendu très nettement compte du sérieux de sa situation. Une de mes malades fut arrêtée dans un magasin où elle avait commis des vols, et se mit aussitôt à s'agiter vivement, ce qui motiva son hospitalisation à la clinique ; à l'admission, l'état crépusculaire de Ganser était pleinement constitué, et dura quelques jours. Ce genre d'observations nous montre que le point de départ de l'affection peut être constitué par une émotion violente ; il est d'ailleurs presque toujours possible de la mettre en évidence. Nous devons nous représenter sans doute que quand la disposition est adéquate ou sur un terrain autrement préparé, la confusion habituelle, produite par des ébranlements affectifs, peut se constituer en état crépusculaire pathologique.

En même temps, conformément à la tendance des hystériques, les représentations et sentiments qui ont déclenché la maladie sont refoulés hors de la conscience. Les malades entrent dans un monde onirique, dans les vécus angoissants duquel l'ébranlement affectif continue encore en partie à avoir des répercussions immédiates, alors que d'un autre côté des images plus amicales maintiennent dans des voies radicalement différentes le penser et le sentir. On ne peut méconnaître que ce processus présente la plus grande ressemblance avec la tendance consciente si souvent mise en œuvre par le bien-portant à pousser à l'arrière-plan les impressions et vécus désagréables, « à anesthésier » la conscience morale et son exhortation. Oui, on peut éventuellement admettre que cette autolibération, telle qu'elle peut d'un côté être librement exercée, peut d'un autre côté être favorisée par des dispositifs phylogénétiquement acquis, qui sont précisément employés à grande échelle par les hystériques. Il deviendrait ainsi compréhensible que le refoulement pathologique et la dissimulation consciente se touchent souvent de si près, voire semblent parfois s'associer. Il faut cependant souligner que chez nos patients, la fréquence d'autres troubles hystériques indique sans réserves la base pathologique du tableau clinique de la maladie. Même chez la voleuse de magasin que nous avons mentionnée, il existait longtemps à l'avance les signes d'une grave hystérie.

Psychose carcérale

On trouve, proche parente de l'état crépusculaire de Ganser, et devant être comptée parmi les formes de manifestation de l'hystérie, la *stupeur carcérale* décrite par Räcke. Il s'agit là d'obscurcissements simples de la conscience, plus ou moins profonds, avec des manifestations de refoulement hystérique. Il semble que ces tableaux se développent exclusivement sous l'influence de la détention, en particulier en détention provisoire. Peut-être les conditions sont-elles ici particulièrement favorables à la survenue d'obscurcissements paralysants de la conscience avec une forte tendance au refoulement, puisque la situation d'un côté exerce une pression affective extrêmement vive, d'un autre côté ne laisse pas la moindre marge de manœuvre à l'activation énergique de la volonté.

L'introduction est constituée par une apparence troublée, négativiste, bougonne ou anxieuse, parfois aussi par une excitation furieuse violente. Les malades semblent obtus, non lucides, inaccessibles, ils ne s'occupent pas de ce qui se passe dans leur environnement, n'établissent de relation avec personne, ne s'occupent pas, ne réagissent que peu voire pas du tout quand on les interpelle, quand on agit sur eux ou qu'on les sollicite. De temps en temps, une action sensée montre qu'ils ont bien appréhendé ce qui se passe autour d'eux. Le plus souvent, ils sont complètement muets, ou bien ils donnent des réponses monosyllabiques, insuffisantes ou insensées, prononcent aussi toujours les mêmes mots : « je ne sais pas » ; un malade répliquait régulièrement : « De la bière ! De la bière ! » De temps en temps, on peut conclure, de déclarations fragmentaires, que les malades entendent des voix injurieuses ou menaçantes, notamment la nuit ; ils doivent quitter la vie, sont abattus ; le diable veut leur faire quelque chose. Nombre de malades voient des formes noires, des gerbes de feu, des lumières brûlantes ; un malade s'écria soudain : « Je suis le roi ! » et demanda un couteau pour poignarder les Noirs et se couper le cou ; un autre demanda à être exécuté. Il n'est pas rare qu'existent aussi des idées d'empoisonnement avec un refus alimentaire.

L'arrière-plan de l'humeur est parfois dominé par une sourde indifférence ; plus fréquemment, les malades sont sombres, irritables, tendus ou anxieux, méfiants. L'expression de leur visage est figée, abattue ou contrariée, leur comportement est rigide, contenu. Ils résistent aux interventions, mais se laissent souvent piquer sans résistance, paraissant insensibles. Souvent, ils commettent les actes les plus insensés. Ils se déshabillent, déchirent leurs vêtements, les jettent dans les toilettes, se cachent, se couchent nus sous le lit, traînent le matelas, s'attachent une ficelle autour du cou, font des tentatives de fuite. Parfois ils s'excitent soudain, pestent, pleurent, font des remarques ironiques, menacent ; un malade s'écriait : « Vous êtes des meurtriers en masse ! » Dans le domaine physique, on observe des troubles hystériques tout à fait semblables à ceux de la forme précédente.

La durée de ces états de stupeur a coutume de s'étendre sur quelques semaines ou mois. Le tableau clinique peut alors, comme nous l'avons déjà indiqué, présenter toute sorte d'oscillations. Il n'est pas rare que s'intercalent des périodes dans lesquelles les troubles à type de delirium ressortent avec plus d'intensité, ou dans lesquelles se constitue un état crépusculaire de Ganser. Même si les malades paraissent aussi en général inaccessibles, on peut en règle prouver qu'ils sont très influençables par des événements externes. Cela devient particulièrement net quand les malades, qui étaient jusque-là tout à fait stuporeux, évoluent sans attirer l'attention en liberté, après une tentative de fugue réussie, et accomplissent leur travail. Par ailleurs aussi, des changements d'état abrupts ont lieu, à l'occasion, après un interrogatoire, une convocation, une visite, une réflexion brusque. Mais le plus souvent, la stupeur a coutume de disparaître progressivement. Le souvenir de la période pathologique qui a été traversée est habituellement très obscur, voire totalement aboli ; les malades ne savent aussi souvent que très peu de choses sur les événements l'ayant immédiatement précédée.

Dans un petit groupe de cas, qui par ailleurs doivent manifestement être rangés dans les formes à type de delirium, l'obscurcissement de la conscience peut être si minime qu'il ne devient distinct que lors d'une longue observation et en comparant avec les périodes de bonne santé. Les malades peuvent de ce fait selon les circonstances rester inapparents quelque temps, jusqu'à ce qu'ils attirent l'attention sur eux par une quelconque action bizarre. Dans ces *déliriums pondérés*, l'appréhension n'est pas très perturbée ; même les illusions sensorielles semblent ne jouer aucun rôle ; tout au plus les malades entendent-ils une fois leur nom, la voix de leur mère, le cri d'un enfant. En revanche, il existe un certain rétrécissement de la conscience, qui empêche les malades de se faire une image claire de leur situation et des événements qui se déroulent. En outre, ils sont oublieux et dispersés, ils n'arrivent pas à se rendre des comptes sur la conséquence et la cohérence de leurs vécus. En même temps, ils sont dominés par des cercles de représentations délirantes, qui influencent de manière déterminante leur penser et leur agir. Le juge d'instruction veut les empoisonner, est en relation avec leur bien-aimée ; le médecin se trouve avec lui sous une couverture.

On voit parfois apparaître de curieuses confabulations. Les malades affirment recevoir des visites, rapportent dans tous ses détails le contenu de leurs entretiens. Un malade racontait à chaque visite que le juge et le procureur venaient de passer et l'avaient interrogé, qu'il avait eu des discussions de plusieurs heures avec son avocat. Un autre racontait que sa fiancée venait le voir tous les jours, s'asseyait sur son lit, le consolait et discutait avec lui de projets d'avenir ; un jour, même les deux femmes constituant les principaux témoins à charge étaient là, le montraient du doigt et disaient que rien ne lui appartenait à part l'eau et le pain, ou la mort. Même ici, les manifestations de refoulement ne sont pas rares, réponses à côté à l'occasion, idées d'innocence et de grâce. Un malade assurait sans cesse de nouveau que la réouverture du procès lui avait été assurée avec précision, que la grâce était déjà en cours ; un autre, qui n'attendait qu'une peine brève, déclarait à l'inverse avoir déjà été condamné à 18 mois de prison.

Nombre de patients sont ramassés quelque part, ils livrent alors des indications changeantes et contradictoires sur leur personnalité, leur situation, leurs destinées, si bien qu'on les prend d'abord pour des escrocs. Un malade télégraphia soudain à ses parents que sa femme était morte ; un autre alla à la police pour y retirer le revolver que son frère avait laissé pour lui ; un troisième cherchait à Munich sans but son frère qui se trouvait à Vienne, demandait aux passants après lui. Un quatrième revint d'un voyage en Italie, dit qu'il n'avait pas de nom, mais des toiles d'araignées dans le cerveau, un voile qui devait d'abord être retiré ; il pouvait hypnotiser, produire des courants de Tesla avec des millions d'interruptions. Un étudiant juif de Galice demanda à un agent de police de Munich de l'amener à la « Heilgasse » (ruelle du salut) de Génésareth ; il disait être Jean, le fils de Zébédée de Génésareth, né en l'an 15, maintenant âgé de 45 ans (en réalité 25 !), devoir suivre le Maître Jésus, être son disciple favori ; sa mère était Jeanne.

En règle générale, les malades adhèrent longtemps à ce genre de représentations délirantes, ne répondent pas aux objections, montrent également peu d'inclination à clarifier leurs idées. On a même souvent l'impression qu'ils n'avouent pas l'inanité de leurs indications même quand ils en sont intérieurement revenus. Dans leur comportement, en dehors d'une certaine irritabilité ou aussi d'une atonie et d'une faiblesse de la volonté, on ne note le plus souvent rien de particulier. Occasionnellement apparaissent des excitations ou des tentatives de suicide ludiques. Un malade brisa quatre vitres de fenêtre, et jeta un tabouret soi-disant pour toucher le juge d'instruction ; un autre essaya de se vider de son sang avec ses ongles. Nombre de malades esquissent des écrits justificatifs et des requêtes de sortie ; un malade signait avec un gibet, auquel pendaient les témoins qui s'opposaient à lui. Puis les malades commencent très progressivement à établir une relation avec l'entourage et à s'occuper, pour finalement critiquer, le plus souvent de façon hésitante, leurs idées pathologiques ; cela peut durer des semaines et des mois. Il n'est pas rare qu'ici aussi, une menace d'enquête soit l'occasion du développement de l'état pathologique ; dans d'autres cas, il n'en est pas question, mais dans certaines circonstances, d'autres combats intérieurs peuvent être considérés comme des causes déclenchantes.

SECTION II : LES FORMES DE MANIFESTATIONS DE LA FOLIE

Tiré de : Zeitschrift für Neurologie 62 (1920) 1-29.

À plusieurs reprises ces temps derniers, on a émis l'idée que la recherche clinique psychiatrique était arrivée, pour ainsi dire, au point mort. *La méthode suivie jusqu'à présent, consistant à délimiter des formes pathologiques en fonction des causes, des manifestations pathologiques, de l'évolution et de l'issue ainsi que des données anatomopathologiques, serait épuisée et ne pourrait plus donner satisfaction ; il faudrait emprunter de nouvelles voies. On ne pourra dénier tout bien-fondé aux arguments de ce genre.* Lorsque l'on a commencé pour la première fois à étudier au microscope des coupes histologiques, chaque jour apportait des découvertes nouvelles ; aujourd'hui, seule la mise en œuvre des ressources techniques les plus subtiles permet de faire des progrès notables. Ainsi, maintenant que les questions les plus prioritaires paraissent relativement élucidées, il n'est plus possible d'accroître sans peine ce que nous savons des formes des maladies mentales. Plus nous avançons, plus les difficultés augmentent, et plus nos instruments de travail doivent être parfaits. Pourtant, nos résultats se font de plus en plus modestes ; cette évolution correspond parfaitement à ce qui se passe dans la recherche scientifique en général, et il faudra que nous nous débrouillions avec elle.

Dans ces circonstances, il est certainement justifié de se demander si le travail clinique peut se fixer de nouveaux objectifs et emprunter de nouvelles voies, susceptibles d'ouvrir des perspectives plus prometteuses. Naturellement, nous envisageons de passer d'une tâche purement ordonnatrice, consistant à délimiter et à regrouper les formes pathologiques, à une tâche sans aucun doute plus élevée et plus satisfaisante, consistant à obtenir une compréhension de l'essence et de la cohérence interne des processus pathologiques. Nous voudrions non seulement connaître dans ses morphologies externes la multiplicité déconcertante des troubles psychiques, mais aussi sonder les lois de leur développement, apprendre à les saisir comme le résultat de conditions préalables déterminées.

Personne ne niera que la solution de ces problèmes constitue une tâche extrêmement attirante et digne de l'effort des meilleurs. La seule difficulté consiste à trouver des voies qui puissent conduire avec certitude à ce but. Lorsque nous classons les formes pathologiques, nous trouvons un guide relativement sûr dans le principe selon lequel les cas que nous devons rassembler dans une entité clinique doivent correspondre l'un avec l'autre dans tous les traits essentiels de leur comportement global ; les faits livrés par l'expérience clinique nous donnent les bases de notre décision. Mais quelles voies suivre pour avoir un aperçu de l'histoire intérieure de la genèse, de la « structure » d'un cas, comment pouvons-nous être sûrs que les connaissances ainsi acquises correspondent à la réalité ?

En nous plaçant dans le cadre des raisonnements mentionnés en introduction, nous essaierons, dans les discussions qui suivent, de faire totalement abstraction des efforts visant à explorer les bases physiques des maladies mentales, et de nous limiter à la question de savoir dans quelle mesure, et avec quels moyens auxiliaires *cliniques,* il est possible d'accéder à une meilleure connaissance des formes de manifestation de la folie. Le polymorphisme extraordinaire des tableaux pathologiques qui correspondent à la même affection fondamentale démontre tout simplement que les conditions de la genèse de ces tableaux doivent être extrêmement complexes. Même lorsque ce sont des nuisances extérieures parfaitement univoques qui engendrent le tableau pathologique, par exemple une blessure de la tête ou l'action de substances toxiques, elles touchent un organe qui a derrière lui une évolution personnelle et phylogénétique d'une richesse infinie. Les structures générales du tissu nerveux, le sédiment héréditaire laissé par le vécu d'innombrables générations, les destinées personnelles de celui qui tombe malade, enfin, agissent ensemble pour influencer profondément le tableau clinique provoqué par une cause déterminée, et pour lui donner finalement aussi un sceau tout à fait personnel. Naturellement, toutes ces conditions préalables sont radicalement décisives dans les formes d'affection qui apparaissent sans action combinée de nuisances extérieures, seulement à partir des états de la personnalité considérée.

Ces réflexions nous laissent supposer que les causes extérieures de la folie n'exercent qu'une influence tout à fait générale, directrice, sur la physionomie du tableau pathologique, les traits individuels provenant, eux, de la particularité de celui qui tombe malade. Il semble de fait insensé de supposer que la métasyphilis provoque précisément l'idée de la possession de millions, d'automobiles ou de maisons à la campagne, la cocaïne la perception trompeuse de mites ou de poux, etc. Ce sont bien plutôt les souhaits généraux de celui qui tombe malade qui se reflètent dans les idées de grandeurs que nous venons de citer, alors que seule l'élaboration psychique des troubles esthésiques et visuels causés par la cocaïne donne aux illusions sensorielles leur contenu particulier. Ce que les nuisances extérieures accomplissent devrait pour l'essentiel se limiter à la destruction, la paralysie, l'excitation ou l'inhibition de composants cérébraux plus ou moins étendus. La conséquence immédiate en serait le manque, l'insuffisance, la mise en difficulté ou la facilitation de telles ou telles opérations psychiques, des manifestations d'excitation, des états d'agitation ou de stupeur, et peut-être en plus des altérations de l'humeur de coloration variée. La multiplicité du remplissage de ces contours généraux provient des conditions préalables que l'influence pathogène rencontre dans la personnalité de celui qui tombe malade.

Si ces conceptions sont ne serait-ce qu'approximativement pertinentes, nous devrons rechercher la clef de l'intelligence des manifestations pathologiques de préférence dans les particularités générales et spéciales de la personne atteinte. L'attente, influencée par la situation supposée ou réelle, et les vécus antérieurs, joueront un rôle déterminant dans le contenu des illusions sensorielles et des altérations perceptives. Les troubles de la mémoire s'étendent en premier lieu sur les traces mnésiques peu utilisées, éloignées du cercle des préoccupations personnelles et accentuées de déplaisir, qui sont souvent exposées à un refoulement et à une transformation étendus. La production délirante est entièrement dominée par les besoins affectifs, et constitue l'expression des craintes, des souhaits et des espoirs généraux et personnels. Toute la pensée des malades, leur élaboration des événements de la vie, est déterminée dans une large mesure par les mêmes influences, et est naturellement dépendante de la constitution, de l'éducation et notamment des habitudes de pensée fixées dans la langue.

Même les motions affectives qui apparaissent pendant la maladie évoluent essentiellement dans les voies que les conditions de vie ont tracées à l'avance. Il est toutefois indubitable que certains états affectifs peuvent être engendrés de manière immédiate par des influences pathogènes ; les intoxications à l'alcool, la cocaïne, l'opium, le hachisch en donnent des exemples. Mais même les répercussions cliniques de ces humeurs, leurs formes d'extériorisation, l'influence qu'elles exercent sur la perception, la pensée et l'action dépendent entièrement des conditions préalables données chez la personne atteinte. Il en va de même pour les manifestations de la volonté. Les toxiques peuvent paralyser ou exciter la volonté, les processus pathologiques peuvent finir par la détruire, mais dans tous les cas, la forme des actes et des mouvements sera déterminée par les structures préformées qui se sont développées pour constituer les instruments de notre volonté. Les mouvements expressifs et les actes volontaires, auxquels nous devons en fin de compte tout ce que nous connaissons des processus psychiques étrangers, sont peut-être particulièrement propres à nous permettre de tirer des conclusions relatives aux conditions internes de genèse des tableaux pathologiques cliniques.

J'ai repéré principalement deux voies susceptibles de mener à une intelligence plus profonde des manifestations pathologiques. La première, que l'on appelle l'« empathie », consiste à éprouver de manière poétique les processus psychiques qui se déroulent chez nos malades. En essayant de nous placer dans leur âme, nous pouvons suivre à la trace les racines de leurs extériorisations pathologiques, éclairer le développement historique de leurs formations délirantes, et tirer au clair les ressorts cachés de leurs actes bizarres, qui remontent parfois loin. On le sait, la psychanalyse affirme avoir produit de grandes choses dans ce domaine, et à l'en croire, non seulement l'origine psychique des « névroses » les plus diverses aurait été découverte, mais encore les processus psychiques des schizophrènes, souvent si incompréhensibles, auraient trouvé de cette manière un nouvel éclairage surprenant. Il n'a toutefois pas manqué d'autres tentatives visant à découvrir, en pénétrant de manière particulièrement soignée dans toute la préhistoire psychique d'une affection, les fils qui ont déterminé son développement.

Il est évident que ces essais ne peuvent donner un résultat à peu près satisfaisant que quand l'articulation psychique entre les manifestations saines et pathologiques n'a pas été interrompue par des destructions violentes. Ces tentatives concernent donc les *développements* anormaux au cours desquels, par suite d'une quelconque insuffisance de la personnalité psychique, des stimuli de la vie quotidienne ou inhabituels sont élaborés de manière pathologique. Outre les multiples déraillements des psychopathes, les troubles relevant de causes psychiques et, sans doute aussi, les formations délirantes des paranoïaques, seront accessible à un tel mode d'étude, car nous pouvons trouver en nous, sous forme d'indices au moins, les racines de telles affections et les processus psychiques qui se déroulent quand elles sont présentes. Je doute fort que cette voie puisse aussi nous conduire à des connaissances utilisables quand le développement pathologique est co-déterminé par des influences qui se situent en dehors des processus psychiques. Cela s'applique non seulement aux formes de folie provoquées par des causes extérieures, mais aussi au vaste groupe des troubles psychiques dont nous situons les conditions de genèse, à plus ou moins juste titre, dans des bouleversements physiques internes. La cohérence compréhensible des événements psychiques peut alors être déplacée ou brisée de manière si incisive qu'il devient extrêmement délicat de suivre sa trace avec les moyens auxiliaires qui nous sont accessibles.

Nous ne devons pas nous cacher que tout tentative visant à comprendre, dans son fonctionnement intérieur, la vie psychique d'autrui, est entachée de sources d'erreur très nombreuses. C'est déjà le cas pour l'observation des sujets sains, et encore plus pour l'exploration des personnalités pathologiques. L'« empathie » est un procédé fort incertain, indispensable à l'approche humaine et à la création poétique, mais qui, employé comme moyen d'exploration, peut mener aux plus grandes auto-illusions. Du fait qu'elle est influencée dans une très large mesure par les préjugés et les besoins personnels, elle assure une partie importante de certitude évidente ; ce qui est particulièrement problématique parce que nous n'avons absolument aucun critère de la fiabilité de ce sentiment de certitude. Les édifices doctrinaux extravagants des psychanalystes, qui surgissent un peu partout en revendiquant une validité inconditionnelle, nous montrent de manière criante les dangers d'un mode de considération dont l'exactitude ne peut pas être réexaminée par d'autres constatations.

Une chose toutefois semble nous donner une pierre de touche utilisable, qui pourrait nous garantir de telles aberrations – les déclarations des malades eux-mêmes sur leurs vécus intérieurs. Ce procédé parait extrêmement séduisant, et il est aussi indubitablement propre à nous garantir nombre de renseignements importants. Mais il n'offre hélas pas de garantie sûre contre les illusions. Il nous suffit de nous rappeler que nombre d'élucubrations psychanalytiques ont justement été dérivées des déclarations des malades. Dans ce cas, outre l'interprétation plus ou moins arbitraire de l'observateur, les sources d'erreur très considérables du jugement porté sur soi-même jouent toujours un rôle important. L'ivresse est certainement une forme de trouble psychique relativement simple et, en outre, universellement connu. Il est pourtant très étonnant de voir combien les conceptions relatives aux modifications psychiques qui s'opèrent en elle, y compris celles des observateurs scientifiques, étaient erronées et contradictoires, avant que leur type et leur ampleur n'aient été déterminés par des mesures expérimentales. Celui qui prend en compte de semblables expériences aura peu de confiance dans les renseignements que les malades mentaux peuvent nous donner sur les processus qui s'accomplissent en eux et sur leurs connexions intérieures. Il nous faudra ici être d'autant plus prudents que nous savons que la perception de soi-même, le souvenir et le jugement de nos malades ont encore coutume d'être obscurcis par une série de processus erronés, qui chez le sujet sain ne sont actifs tout au plus que sous forme d'indices. Pour prendre un exemple tout à fait quotidien, je rappelle les démonstrations habituelles des malades mélancoliques, qui expliquent qu'ils se font du souci à cause de telle ou telle mauvaise action, à cause d'un déménagement ou pour des raisons financières, qu'ils ne sont tombés malades que par nostalgie, parce qu'on les a séparés des leurs, qu'ils ne sont pas du tout malades, mais qu'ils simulent. Dans ce cas, on a l'occasion de voir se corriger les fausses conceptions après la guérison. Mais qui dira le nombre de conclusions erronées auxquels nous sommes exposés quand nous tenons pour exactes les indications des malades, dont nous ne sommes pas capables de vérifier l'exactitude ?

Naturellement, on essaiera malgré tout de tirer autant de connaissances que possible des communications de ce genre. Mais il nous faut aussi chercher s'il n'existe pas d'autres voies susceptibles de nous procurer un aperçu plus profond dans la genèse des manifestations pathologiques. Il serait alors particulièrement précieux de pouvoir obtenir des informations non seulement sur les connexions psychiques, mais aussi sur la dépendance que les tableaux pathologiques entretiennent avec la préhistoire globale de la personne atteinte. Birnbaum a signalé à juste titre que dans une large mesure, la morphologie des manifestations cliniques est codéterminée – outre par la cause pathologique « pathogénétique », déterminante – par les particularités innées et acquises de celui qui tombe malade, ainsi que par toute sorte d'influences possibles, durables ou passagères, bref par tous les facteurs « pathoplastiques » susceptibles d'influencer de quelque manière que ce soit l'état physique et psychique. C'est ce rapport justement qui explique la grande multitude des tableaux pathologiques provoqués par les mêmes nuisances. Nous observons de ce fait une concordance assez large des troubles engendrés par des causes pathologiques univoques, puissamment efficaces, comme des états d'ivresse alcoolique. Mais plus les singularités du malade se font valoir dans l'évolution pathologique, plus les manifestations cliniques sont polymorphes.

Les moyens auxiliaires qui permettent d'avoir un aperçu plus profond dans la dépendance que les manifestations pathologiques entretiennent avec les conditions préalables présentes chez la personne de celui qui tombe malade nous sont donnés par la *psychiatrie comparative.* En comparant entre elles de grandes séries d'observations, nous pouvons d'abord explorer dans quelle mesure les caractéristiques générales de l'être humain, le sexe, l'âge, le type ethnique, peuvent influencer la morphologique des tableaux pathologiques ; on peut en outre examiner de la même manière l'importance, pour la teinte particulière des formes de manifestation clinique, du métier, du climat, des conditions de vie générales et personnelles. Mais il est beaucoup plus important, et de loin, de découvrir le rôle important qui, sous ce rapport, échoit à la constitution personnelle, en premier lieu aux influences héréditaires. On présupposera toujours, ce faisant, la comparaison de formes pathologiques de même type, produites par les mêmes causes, car ici précisément, il importe de mettre au clair l'effet modelant des facteurs cités sur les tableaux d'état issus d'une source uniforme. Il en résulte *que la délimitation des processus pathologiques* doit précéder *toutes les recherches de psychiatrie comparative*, et qu'elle constituera aussi à l'avenir le point de départ d'où devront partir les tentatives de compréhension de la structure interne des troubles mentaux. Toute tentative visant à résoudre des questions de ce genre en se basant sur un matériel d'observation de composition inhomogène échouera nécessairement sur la polysémie des résultats, et notamment sur l'impossibilité de séparer les influences causales et celles qui déterminent la morphologie.

C'est justement parce qu'elle dépend de l'élucidation de nos connaissances cliniques que la psychiatrie comparative est aujourd'hui encore une science extraordinairement jeune, élaborée uniquement de manière occasionnelle et accessoire. Il est pourtant possible dès aujourd'hui de citer une série d'expériences dans ce domaine, susceptibles de verser de la lumière sur la genèse de certaines particularités dans la formation des manifestations pathologiques. On observe ainsi une différence des tableaux pathologiques entre les deux sexes dans la plus grande fréquence des formations délirantes érotiques et sexuelles, et dans l'ampleur plus modeste du délire de grandeur paralytique chez les femmes, ainsi que dans la formation bien plus intense d'états d'excitation et de dysphorie de toutes sortes. Dans ces faits s'expriment l'importance éminente de la vie sexuelle chez la femme, l'étroitesse de sa position et de son effort dans la vie sociale et son excitabilité affective incomparablement plus grande. À cela s'ajoute encore la survenue fréquente de troubles hystériques, qui parlent en faveur d'un côté de la vivacité des processus affectifs, d'un autre côté du manque de maîtrise de soi et de l'impulsivité de la décharge des tensions intérieures.

Les influences que l'*âge de la vie* exerce sur les formes de manifestation de la folie sont beaucoup plus variées. On connaît l'aspect incolore du tableau pathologique psychique de la paralysie juvénile. Il convient en outre de mentionner la fréquence du réflexe de Babinski, qui rappelle l'âge du nourrisson, et la non-rareté des observations d'accès épileptiformes extrêmement nombreux, qui peuvent toutefois être mis en relation avec le fait qu'il est ici souvent possible de révéler une relation avec des affections cérébrales syphilitiques. Les manifestations cliniques de la *dementia praecox* intervenant dans l'enfance, constituant notamment le prélude des « *Pfropfhebephrenien* » (« hébéphrénies greffées »), ont également coutume d'être des démentifications très pauvres, simples, émoussées, avec de temps en temps des excitations pulsionnelles, signe de ce qu'ici, comme dans la paralysie générale, les processus pathologiques ne trouvent pas, et de très loin, les possibilités de forme et de répercussion qui existent chez l'adulte. Il n'est pas besoin de développer en outre que les affections encéphaliques destructrices touchant le cerveau jeune d'une part ont une action délabrante du fait qu'elles anéantissent des potentialités évolutives, mais trouvent d'autre part des conditions plus favorables de compensation. C'est ici que se situent surtout la pulsion à faire l'école buissonnière, à errer et à fuguer, qui se rattache à la soif de liberté de l'animal, en outre la tendance à l'aventure, qui fait prendre aux enfants, armés jusqu'aux dents, le chemin des pays lointains, et la propension à se placer dans des situations vitales irréelles, à enjoliver, à inventer. La pulsion à la gourmandise et à voler, si fréquente chez les enfants, pourrait aussi avoir sa racine dans les motions naturelles de la convoitise *(Begehrlichkeit)*. Il existe peut-être encore d'autres orientations pulsionnelles relevant d'une interprétation similaire.

Les années de l'adolescence impriment en général aux tableaux pathologiques qui surviennent à ce moment-là le sceau de la vivacité des excitations et des dysphories, qui accompagnent sous forme d'indices le surgissement des motions sexuelles saines. À ce phénomène correspond, dans le registre de la criminalité, l'importante accumulation de crimes cruels et passionnels dans la même tranche de vie. Nous laisserons en suspens la question de savoir si, comme le pensait Hecker, nous devons également voir dans la démentification niaise si fréquemment observée à cette période, une coloration de la forme clinique due au déséquilibre particulier de la maturité sexuelle débutante. En tout cas, la fréquence des troubles hystériques augmente, conditionnée par la vivacité et l'impulsivité des processus affectifs alors que la maîtrise de la liberté n'est encore que peu assise. La coloration spéciale, naïve et terrifiante, des états crépusculaires hystériques, évoque ces formes de drames cinématographiques auxquels cet âge est tellement attaché. La folie maniaco-dépressive a coutume de prendre d'une façon relativement fréquente la forme de la manie. Les processus sexuels jouent un rôle prédominant dans la vie pulsionnelle. La transition de l'asexualité à travers l'homosexualité associée au refus de l'autre sexe et la bisexualité vers l'orientation pulsionnelle normale est associée au risque d'un déplacement permanent du but sexuel, préparé essentiellement par l'onanisme. Il en résulte le *statu quo* à l'un des stades intermédiaires, la déviation sur des circonstances accompagnatrices accessoires dans le fétichisme, et enfin le sadisme et le masochisme, peut-être sous la répercussion d'anciennes motions pulsionnelles issues de la lutte des sexes.

Les décennies qui suivent sont caractérisées avant tout par la fréquence et la richesse des formations délirantes, qui surgissent plutôt sous une forme intérieurement élaborée, subjuguant la vie mentale, alors qu'elles étaient d'habitude fugitives et incohérentes dans les périodes précédentes. Nous rencontrons cette élaboration mentale vive des relations existentielles dans les formes pathologiques les plus diverses des tranches d'âge intermédiaires, dans la folie maniaco-dépressive et dans la paralysie générale comme dans la *dementia praecox* et notamment dans la paranoïa, radicalement caractéristique de ces années. Nous pouvons sans doute retrouver ici la tendance de l'âge mûr à prendre position par rapport à l'environnement, à se forger une conception de la vie et du monde. L'indépendance et la responsabilité plus grandes dans la conduite autonome de la lutte pour la vie contraint par elle-même à évaluer les influences de l'environnement quant à leur signification pour le bonheur et le malheur personnels, et cette orientation de la pensée pourrait bien se manifester également dans les constructions délirantes, les falsifications mnésiques et les erreurs sensorielles ; les désirs, les craintes et les espoirs prennent une forme tangible. En revanche, les troubles de la volonté, propres à la *dementia praecox*, reculent plus à l'arrière-plan, peut-être parce que les principes de la volonté sont désormais fixés et rigidifiés depuis longtemps. Dans les formes de manifestation de la folie maniaco-dépressive, les états mélancoliques gagnent très progressivement en extension, ce qui correspond à la disparition de l'espérance joyeuse et du goût pour l'action de la jeunesse, à une conception de la vie qui devient plus grave et plus sombre, et à l'augmentation générale de la fréquence du suicide lorsque l'âge s'accroît.

Cette transformation de la situation thymique s'accentue de façon significative pendant la véritable involution, notamment chez les femmes où la vie sexuelle bascule nettement. Les constructions délirantes, qui sont ici aussi fréquentes dans les formes pathologiques les plus variées, ont un contenu dépressif prédominant. La coloration érotique ou sexuelle, qui n'est pas rare chez le sexe féminin, rappelle la flambée secondaire des motions sexuelles chez les femmes vieillissantes. Il semble alors que prenne progressivement de l'ampleur, dans les idéations pathologiques, dans le délire de ruine, éloigné de la jeunesse, dans des idées nihilistes et hypocondriaques, le sentiment d'échec, de détresse, d'insuffisance physique. Nous nous contenterons d'indiquer ici que dans une mesure de plus en plus grande, les tableaux pathologiques sont dominés par les manifestations consécutives de processus destructeurs.

Les relations entre *type ethnique* et morphologie de la folie sont pour l'instant presque totalement inexplorées, bien que d'abondantes sources de connaissance puissent sans doute être découvertes dans ce cadre. On a toutefois déjà souvent indiqué qu'il n'est pas rare que les tableaux pathologiques apparaissant chez les Juifs, notamment ceux de l'ouest, présentent des traits déviants, « dégénératifs » et hystériques, mais une présentation plus précise de ces particularités semble pour l'instant ne pas être possible. Il est en outre indubitable que certaines différences peuvent être observées dans le comportement des malades mentaux de divers pays et souches ethniques, mais ici, nous ne disposons pour l'instant d'aucune recherche approfondie, ce type de recherche présentant également des difficultés considérables en raison de la différence de composition de la population des établissements. Nous avons sans doute quelques connaissances des formes pathologiques psychiques bizarres, observées ici ou là et appartenant sans doute le plus souvent au domaine des troubles hystériques, mais nous ne savons absolument rien de la connexion de ces manifestations avec la particularité psychique des peuples concernés. Les expériences que j'ai faites à Java m'ont cependant montré que la psychiatrie comparative peut livrer des résultats importants. J'ai été particulièrement frappé par le fait que les mélancolies semblaient manquer totalement là-bas parmi les malades indigènes, alors que j'ai pu constater des états maniaques en nombre relativement important. À cela correspond en outre le fait que le suicide est absolument inconnu des malades de cette région. Évidemment, il n'y a pas non plus de délire de péché, qui trouve ses racines dans les représentations religieuses ; en général, je n'ai pu trouver aucune motion susceptible de correspondre à nos sentiments prononcés de faute ou de responsabilité. La *dementia praecox*, qui constitue largement la masse principale des formes pathologiques, m'a paru essentiellement s'extérioriser dans des tableaux d'états d'excitation confuse, alors que la stupeur négativiste, si fréquente chez nous, était à peine repérable. Les illusions auditives étaient tout à fait au second plan, peut-être à cause du rôle minime que joue la langue dans la pensée chez les malades de ces régions. Même les productions délirantes m'ont semblé bien plus rares et pauvres que chez nous, sans doute parce que le besoin d'élaboration intellectuelle globale des expériences de la vie est plus faible.

Chez nous tout au moins, la morphologie des tableaux pathologiques devrait être le plus fortement influencée, et de loin, par la *particularité personnelle* de la personne atteinte. La multiplicité infinie de la constitution et des destinées réservées par la vie donne à chacun en particulier un sceau psychique précis qui lui est propre, qui doit aussi naturellement se faire valoir dans les extériorisations pathologiques. Cela apparaît déjà de manière tout à fait grossière dans le fait que chaque contenu délirant doit évidemment avoir son origine dans le monde représentatif du malade, mais même le type de ses motions affectives et de ses extériorisations volitives s'enracine en fin de compte aussi dans la personnalité donnée avant la maladie, quand bien même l'affection entraînerait les pires destructions, déplacements et bouleversements.

Il est donc clair que ce sera surtout l'exploration des *dispositions héréditaires* qui donnera l'espoir d'une compréhension des manifestations pathologiques. La concordance souvent stupéfiante des tableaux pathologiques de parents proches, dans la fratrie, chez les parents et les enfants, est un argument en faveur de cette idée. Mais si nous voulons obtenir une compréhension plus profonde de ces connexions, il est manifestement nécessaire de suivre les dispositions héréditaires bien plus loin qu'on ne le fait le plus souvent et que cela n'est possible. On ne peut pas espérer que l'on pourra démontrer justement dans les rares derniers membres d'une série infinie les influences formantes qui ont contribué à la morphologie d'une personnalité donnée. Pourtant nous rencontrons dans notre structure physique et psychique les traces impossibles à méconnaître de degrés de développement qui remontent incommensurablement loin. Il semble justifié de supposer qu'une partie non négligeable de tableaux pathologiques vagues et plurivoques devrait trouver une explication dans la mixtion de dispositions héréditaires, qui font entrer des traits particuliers dans le tableau orthodoxe. Ainsi, le polymorphisme des tableaux d'état paralytiques pourrait avoir sa raison, comme le suppose Rüdin, dans le fait que le processus de destruction se déroule tantôt sur une base disposée à la maladie maniaco-dépressive, tantôt sur une base ouverte aux influences catatoniques. Même la coloration schizophrénique si fréquente des affections maniaco-dépressives et inversement, la survenue de tableaux d'état maniaco-dépressifs chez les épileptiques, et toute sorte d'expériences cliniques frappantes, difficiles à interpréter, pourraient se former sur cette voie. Nous trouvons en tout cas ici une interrogation utilisable, qui offre des stimulations et des aperçus sur de nouvelles connaissances.

Évidemment, en dehors de la disposition héréditaire, toute sorte d'autres influences pourront agir sur la formation de la personnalité psychique, depuis les atteintes embryonnaires et les affections des premières années de la vie, jusqu'aux transformations provoquées par l'éducation et la scolarisation, l'environnement et le destin. Toutes ces influences peuvent se manifester dans telle ou telle direction à travers la morphologie clinique des tableaux pathologiques, même si nous ne savons actuellement que bien peu de choses à ce sujet. On en trouve un exemple net dans les aberrations sexuelles, notamment le fétichisme, où nous pouvons souvent suivre l'évolution bizarre des tendances sexuelles à la suite de certains événements vécus impressionnants lors de l'éveil de la pulsion sexuelle. D'autres tableaux pathologiques recevant leur forme particulière de conditions de vie précises sont constitués par les psychoses de prison et de détention, ainsi que par le délire de quérulence. Les manifestations de refoulement des personnes faisant l'objet d'une instruction s'étayent sur la tendance naturelle de tout accusé à se soustraire autant que possible à un examen pénible et à démontrer son innocence. La coloration homogène des psychoses de prison, provoquées par des processus pathologiques très différents, a déjà souvent été soulignée ; elle est conditionnée par la pression monstrueuse, commune à toutes, de la privation de la liberté et par l'assujettissement impuissant à l'autorité de l'État. La même chose s'applique au délire d'innocence et de grâce survenant chez les détenus de longue date, où s'exprime la tendance à fuir une situation vitale insupportable. Enfin, nous voyons apparaître le délire de quérulence sous des formes parfaitement identiques chez des procéduriers, des détenus et des revendicateurs de rente ; il est issu dans tous ces cas du désir brûlant d'imposer, par tous les moyens, des aspirations légales imaginaires.

Ce rapide survol des conditions de genèse des manifestations de la folie nous enseigne déjà, chose que Birnbaum à exposé de façon exhaustive, que nous devons partout compter, à côté des « troubles fondamentaux » conditionnés par la véritable cause pathologique, avec des « formes d'extériorisation » à travers lesquelles s'expriment les particularités innées ainsi que les états acquis de la personnalité qui tombe malade. Peut-être est-il possible d'établir une séparation grossière entre ces deux parties intégrantes des tableaux cliniques si l'on adopte le point de vue selon lequel nous considérons les troubles qui réapparaissent sans exception dans le même processus pathologique comme des effets immédiats des causes constituant leur base, alors que les manifestations changeantes, tantôt présentes sous telle ou telle forme, tantôt absentes, devraient être ramenées aux conditions particulières résidant dans la personne qui tombe malade. Ainsi pourrait également s'expliquer la signification éminente de tant de signes physiques pour le diagnostic de certains processus pathologiques, vu que le plus souvent, ils entretiennent des relations beaucoup plus étroites que ne le font les troubles psychiques avec les influences causales.

Cependant, la conception que nous venons de développer, initialement évidente, exige d'importantes restrictions. D'un autre côté, il est clair que même les troubles fondamentaux provoqués immédiatement par la cause pathologique doivent être sujets à des gradations et des oscillations importantes en fonction de l'intensité, de la durée et de l'extension des influences pathogènes. D'autre part, une chose revêt une importance bien plus grande, c'est que d'un autre côté, de nombreuses formes d'extériorisation de la folie sont déterminées une fois pour toutes par certaines organisations préformées de l'organisme humain et se déroulent de ce fait de la même manière partout où les conditions préalables nécessaires à cela existent. À côté des particularités purement personnelles, les propriétés justement généralement humaines de celui qui tombe malade revêtent une importance radicalement prédominante. Nous devrons donc nous attendre à ce qu'une partie notable des formes d'extériorisation réapparaisse toujours dans les mêmes processus pathologiques justement parce qu'elle représente la réponse naturelle de la machine humaine à l'intervention pathogène.

Il est vrai que l'origine de semblables manifestations pathologiques à partir d'organisations préformées se révélera souvent dans le fait qu'elles ne sont pas restreintes à un processus pathologique précis, mais peuvent être provoquées sous la même forme par diverses influences pathogènes. C'est ici que doit résider la source la plus importante des difficultés infinies, à peine surmontables, contre lesquelles le diagnostic des processus pathologiques à partir des signes cliniques lutte depuis toujours et jusqu'à aujourd'hui. Si nous n'avions affaire qu'aux troubles fondamentaux déterminés causalement, quand bien même ils varieraient dans leur intensité, leur extension et leur type évolutif, notre tâche serait relativement facile à résoudre. Même les mixtions purement personnelles des tableaux pathologiques ne nous la rendraient pas trop difficile en raison de leur caractère fugitif, anarchique et polymorphe. En revanche, l'exploitation des manifestations pathologiques pour le diagnostic des processus se trouvant à leur base sera rendue pratiquement impossible si nous devons voir en elles en grande partie uniquement, pour ainsi dire, les tonalités spécifiques générales par lesquelles l'homme répond aux nuisances les plus diverses. Dans ces circonstances, nous sommes contraints de restreindre à l'extrême l'hypothèse selon laquelle tel ou tel trouble est caractéristique d'un processus pathologique particulier. Pourtant, les manifestations pathologiques garderont une certaine valeur élucidatrice pour nous. Même si leurs particularités ne sont pas déterminées de façon décisive par les causes pathologiques, mais essentiellement par les structures de notre organisme, leur diversité doit quand même dépendre d'une façon quelconque du mode d'attaque et de l'extension des processus pathologiques. Or, toute maladie aura, sous ce rapport, ses particularités. Nous sommes donc quand même en droit d'admettre qu'à un mal déterminé en général correspondent certaines formes d'extériorisation, non pas parce que les processus pathologiques les provoquent directement, mais parce que, conformément à l'expérience, ils créent des conditions particulièrement favorables à la survenue de ces manifestations. On trouvera cependant toujours, à côté, des cas dans lesquels un déplacement de ces conditions fait venir se mêler d'autres formes d'extériorisation, voire même les fait dominer.

Il résulte de ces exposés que nous devons essayer autant que possible d'avoir un aperçu des formes d'extériorisation de la folie que nous sommes fondés à ramener au jeu de structures préformées de notre organisme, et qui de ce fait se répètent de la même manière dans diverses maladies, même si c'est avec une fréquence et une intensité très variables. Il s'agit ici évidemment d'une tâche extrêmement difficile, et nous ne disposons pour la résoudre que de pitoyables techniques. La comparaison des manifestations pathologiques avec les expériences que nous faisons chez les enfants, chez les races humaines non développées et enfin aussi chez les animaux, nous donne un certain point de repère ; nous verrons alors que surviennent chez nos malades des troubles que l'on rencontre sous forme semblable à des stades inférieurs du développement psychique, et qui révèlent par là des relations avec les spécificités générales de notre fonctionnement intérieur. Situons-nous sur le terrain de la théorie de l'évolution, qui nous est d'ailleurs suggérée par l'histoire du développement personnel de la vie psychique individuelle, et nous serons contraints d'admettre que les appareils psychiques dont dispose l'adulte représentent le précipité d'innombrables stades de perfectionnement progressif. En outre, il est indubitable que se sont conservés de cette évolution un grand nombre de résidus que des stimuli pathologiques excitent jusqu'à ce qu'ils accomplissent leurs fonctions, autrement réprimées depuis longtemps. D'un autre côté, destruction et paralysie d'organisations supérieures peuvent donner une autonomie indésirable à d'antiques appareils qu'elles maîtrisent et dirigent habituellement chez le bien-portant, ces derniers influençant largement le tableau pathologique. De ces deux manières, les formes d'extériorisation pathologique pourront se rapprocher, d'une façon sans doute très distordue et masquée par des immixtions étrangères, des manifestations de la vie psychique non évoluée.

Quand bien même nous sommes peu capables, parce que nous ne disposons pas d'une psychiatrie comparative, de poursuivre ces questions, nous allons toutefois tenter de considérer brièvement quelques-unes des formes d'extériorisation les plus fréquentes de la folie, afin de donner une explication des conceptions que nous venons de développer et de susciter leur amplification.

En premier lieu, évoquons le fait, exhaustivement discuté par Bonhoeffer, qu'une série de nuisances faisant irruption de l'extérieur dans l'écorce cérébrale, notamment des intoxications et des infections, provoquent des tableaux pathologiques présentant de nombreux traits communs. Il est permis de parler ici d'une *forme d'extériorisation à type de delirium* de la folie. Les manifestations sont surtout celles d'un obscurcissement plus ou moins marqué de la conscience avec difficulté d'appréhension, manque de clarté, illusions sensorielles, surtout optiques, mais aussi acoustiques, vécus délirants oniriques, pensée embrouillée, humeur variable, le plus souvent anxieuse, mais aussi exaltée ou irritée, accompagnés enfin d'états d'excitation ou d'un effondrement des extériorisations de la volonté. Il est certain que la morphologie de ces tableaux pathologiques entretient la dépendance la plus étroite avec les nuisances causales, dont on peut parfois reconnaître le type à partir ce certains traits singuliers, comme c'est le cas dans les déliriums alcooliques. Pourtant, il me parait indiscutable que les manifestations pathologiques se déroulent sous des formes dont les présupposés résident dans des propriétés générales de notre vie psychique. Pour donner plus de poids à cet argument, évoquons avant tout les vécus du rêve, dont la concordance large avec les déliriums est évidente. Nous pouvons dire que notre cerveau répond à une série de nuisances diverses, essentiellement externes, d'une façon identique sous la forme banale de l'état de rêve, avec les modifications conditionnées par l'absence du sommeil, qui accompagne autrement le rêve, et par certaines particularités des influences causales.

On pourrait toutefois élever une objection et dire que la concordance en question n'est pas conditionnée par l'origine commune à partir de présupposés psychiques donnés, mais par la ressemblance des causes qui produisent rêve et déliriums. Étant donné que dans la genèse des déliriums, des toxiques, y compris des toxiques provenant du métabolisme, jouent un rôle éminent, on pourrait suggérer que même le sommeil et le rêve sont provoqués par des produits métaboliques dont l'action est similaire, même si elle est beaucoup plus faible. Nous rétorquerons qu'une réflexion de ce genre pourrait sans doute être admise pour la genèse du sommeil d'un côté, de l'obscurcissement de type delirium de la conscience d'un autre côté, mais que le rêve ne représente pourtant que la poursuite de la vie psychique dans les conditions particulières du sommeil, et ne peut que difficilement être considéré comme le produit immédiat des influences suscitant le sommeil ; en effet, nos rêves sont les plus vifs lorsque le sommeil est encore léger ou l'est déjà redevenu. Mais il faut surtout souligner le fait que des états de type délirant de forme parfaitement identique peuvent survenir dans les conditions les plus différentes, non seulement lors d'intoxications et d'infections, pendant une fièvre, lors de blessures cérébrales, mais aussi chez des épileptiques, des paralytiques généraux, au cours de la folie maniaco-dépressive, dans la dementia praecox, dans la démence sénile, et même dans l'hystérie et dans l'hypnose. Ces expériences suggèrent résolument que les déliriums appartiennent aux formes d'extériorisation de la folie, dont les bases résident dans des particularités originelles de la vie psychique. Ils surviennent à la place de la pensée ordonnée et clairement consciente dès que la conscience s'obscurcit sous l'influence de processus pathologiques quelconques. Il ne semble pas étonnant que la morphologie particulière du delirium puisse être codéterminée non seulement par la préhistoire personnelle de celui qui tombe malade, mais aussi par la spécificité du processus pathologique causal.

Un deuxième groupe de formes de manifestation cliniques est caractérisé par *l'élaboration paranoïde des expériences vécues*. Nous la retrouvons avant tout dans la paranoïa, mais aussi chez les divers quérulants, dans les psychoses carcérales, dans les troubles mentaux délirants alcooliques et cocaïniques, et aussi notamment dans la *dementia praecox* et dans les paraphrénies, assez souvent en outre dans la folie maniaco-dépressive et la débilité sénile. La base générale du mode de pensée paranoïde doit être recherchée dans l'influence intense exercée par les besoins personnels sur les cours de la pensée, et ainsi dans la coloration personnelle des conceptions de la vie. *Tout être a besoin, pour s'affirmer dans la lutte pour la vie, de confiance envers soi-même, et de méfiance à l'égard de l'environnement susceptible d'être hostile.* Il se développe à partir de là la propension naturelle à surestimer la personne propre et à se comporter, à l'égard de l'étranger, d'une façon réticente, voire même hostile, ainsi qu'à établir partout une relation entre les événements extérieurs et l'état personnel. Enfin, il s'y ajoute encore la certitude naïve de la pensée non évoluée, qui ne connaît pas le doute et admet tout pressentiment nouveau, sans plus ample forme de procès, comme l'expression de la réalité. Seule l'expérience plus mûre livre progressivement les références correctes pour l'évaluation du rapport entre personne propre et monde environnant. L'importance de la personne propre se rétrécit au fur et à mesure que le champ de vision s'élargit, et les événements extérieurs perdent les relations étroites qu'ils avaient avec elle. Finalement se développe, à partir de la découverte ainsi médiatisée des erreurs, le moteur de toute connaissance pourvoyeuse de progrès, le doute, qui ne connaît aucune certitude sans examen infatigable avec des moyens d'exploration de plus en plus subtils.

La concordance de bien des formes de délire observées chez nos malades avec la croyance aux démons et à la magie des peuples non évolués est évidente. D'autres rappellent plus les châteaux en Espagne de grandeur à venir et de grands exploits, propres à la jeunesse, d'autres encore rappellent la méfiance hostile envers ce qui est étranger, dont font preuve les peuplades sauvages et les petits enfants. À cela s'ajoute encore souvent l'influence de l'appréhension et de l'élaboration mentale par la situation thymique, l'interprétation des expériences vécues dans le sens des espérances et des craintes prédominantes. Dans ces circonstances, il peut paraitre étonnant que nous ne rencontrions pas de façon particulièrement fréquente, chez les enfants et apparemment aussi chez les peuples spirituellement non évolués, des formes d'extériorisation paranoïde relativement amples de la folie. La raison pourrait en résider dans le fait que la liquidation plus fugitive et plutôt affective des événements vécus est peu favorable à leur élaboration délirante (*wahnhaft*) ; cette dernière semble plutôt présupposer la constitution d'une conception de la vie assez globale et en quelque sorte cohérente, qui livre les références et les occasions de jugement et d'évaluation délirants des expériences.

Les *extériorisations affectives pathologiques* constituent sans doute les formes de manifestation les plus répandues de la folie. Elles dominent le tableau pathologique dans la folie maniaco-dépressive et dans l'hystérie, mais jouent également un rôle important dans la paralysie générale et dans la *dementia praecox* ainsi que chez un grand nombre de psychopathes, et peuvent occasionnellement occuper le devant de la scène dans presque tous les autres troubles mentaux. Il faut accorder que les humeurs pathologiques, nous l'avons déjà mentionné, peuvent être immédiatement engendrées par des causes précises, avant tout des toxiques. Leurs irradiations et leurs décharges psychiques se déplacent toutefois sur des voies tracées à l'avance, et reviennent de ce fait partout de la même manière, totalement indépendante de la cause dont la motion affective a procédé. On voit ainsi apparaître d'abord les mouvements expressifs que l'on connaît au niveau de l'attitude, des traits du visage et des gestes, comme ceux qu'entraînent le chagrin et le souci, l'angoisse, la colère, la joie et l'exubérance. S'y rattachent les actes suscités par les émotions, les paroles et les écrits, les tentatives de défense, d'attaque et d'approche, les violences, le suicide, les mesures de protection religieuses. Mais il s'y associe en plus l'influence correspondante de l'appréhension, de la conscience, du cours de la pensée et du contenu représentatif, l'incompréhension, la distraction et le manque de clarté, l'adhésion à quelques représentations ou l'afflux d'un grand nombre de représentations, le jugement rose ou noir du passé, du présent et de l'avenir. Une part notable des constructions délirantes que nous observons provient certainement d'influences affectives ; il est même possible que cela s'applique, au sens le plus général, à toutes. Peut-être pouvons-nous séparer les constructions délirantes issues d'oscillations affectives plutôt passagères, « catathymes », comme on l'a déjà fait auparavant, des paranoïdes, qui ont leurs racines dans des besoins affectifs durables. On trouve ici des points de contact entre les formes d'extériorisation paranoïdes et *« émotionnelles »* de la folie.

Le contenu des représentations est spécialement influencé par les craintes qui trouvent leur origine dans la menace générale de la vie et de la santé, dans la relation des êtres humains entre eux et dans le sentiment de responsabilité, considérablement favorisé par l'éducation religieuse, les mœurs et la loi. On sait qu'elles peuvent se transformer en une compulsion insupportable influençant considérablement l'action. Manifestement, toutes ces craintes obsessionnelles proviennent de sources qui existaient déjà et inondent maintenant, à un degré indésirable, la vie psychique.

Les formes d'extériorisation émotionnelle sont étroitement apparentées aux manifestations pathologiques *hystériques*. Les émotions se déchargent non seulement à travers des extériorisations volontaires, mais aussi dans l'influence qu'elles exercent sur les processus qui sont soustraits de façon permanente ou, au moins, habituelle, à l'action immédiate de la volonté. Les muscles des pupilles, de l'estomac et de l'intestin, des poils, des vaisseaux, le pouls, la respiration, l'activité des glandes lacrymales et sudoripares, des glandes gastro-intestinales, peut-être aussi du foie et des reins, peuvent être perturbés par des tensions et des bouleversements affectifs. Il s'y ajoute encore des gênes des mouvements volontaires, des tremblements, de la faiblesse, de l'incertitude, des raideurs, en outre des crampes, enfin une défaillance des sens et un obscurcissement de la conscience avec confusion de type delirium (*delirant*). Toutes ces formes de décharge des émotions, qui chez les bien-portants ne sont en règle générale qu'esquissées et facilement maîtrisées, atteignent dans l'hystérie leur intensité maximale. Comme nous l'avons déjà exposé ailleurs, il faut vraisemblablement les considérer comme des résidus d'antiques organisations de protection et de défense, appartenant à un stade évolutif dépassé. Elles constituent ainsi, pour ainsi dire, une branche des formes d'extériorisation émotionnelle de la folie, qui entre en activité soit lorsque les bouleversements affectifs deviennent surpuissants et irradient de ce fait sur des voies autrement à peine utilisables, soit lorsque la maîtrise volitive des émotions est insuffisante, comme c'est le cas chez les enfants, les femmes, les dégénérés, les buveurs.

Le groupe des formes d'extériorisation *pulsionnelle* de la folie nous ramène également à une couche plus profonde de l'évolution de la volonté. Nous entendons par là les motions volontaires accentuées par des affects intenses, qui entraînent sans mobile susceptible d'être rationnellement appréhendé l'accomplissement de certaines actions. Nous trouvons, dans les pulsions, des formes originelles du vouloir, dont le but n'est pas prescrit par une réflexion évaluatrice, mais par des besoins immédiats, qui développent une grande puissance. De nombreuses pulsions peuvent être apparues au cours de l'évolution d'une ethnie, puis avoir décliné. Chez nous, la vie pulsionnelle se limite presque exclusivement à la pulsion de conservation de l'espèce et aux diverses formes de pulsion d'autoconservation. À tous les autres niveaux, les motions pulsionnelles ont été reléguées à l'arrière-plan par des actes volontaires supérieurs, axés sur un but conscient. Mais dans un registre pathologique, les pulsions réprimées peuvent toutefois obtenir une nouvelle puissance. Ainsi voyons-nous la pulsion sexuelle, qui d'ordinaire a coutume de sommeiller jusqu'à l'adolescence, s'éveiller dans certaines circonstances très tôt chez les oligophrènes et les psychopathes ; il s'y associe alors un risque de déraillement. On a déjà indiqué qu'il est possible que les aberrations masochistes et sadiques soient en relation avec des motions pulsionnelles depuis longtemps dépassées. Nous avons également mentionné que la pulsion de liberté, à l'apogée de sa constitution chez l'animal, plus ou moins bridée par l'éducation du sentiment de devoir, survit dans l'errance des enfants et dans certaines formes de vagabondage. Nous voyons la tendance pulsionnelle naturelle de l'enfant à s'approprier ce qui lui plaît conduire, en cas de faiblesse du développement de la volonté, à des vols avec rechute sans espoir. Le penchant enfantin à l'invention et au déguisement ludiques se conserve de la même manière, à vrai dire sous des formes curieusement développées par la maturité qui caractérise par ailleurs la personnalité, chez les escrocs et les fabulateurs nés. Nous laisserons en suspens la question de savoir si la pulsion incendiaire, parfois observée, a des racines dans la phylogenèse ; les relations avec le « mal du pays » pourraient être en faveur de cette hypothèse. En tout cas, j'admets volontiers que les « dysphories » (*Verstimmungen*) si fréquentes chez les psychopathes et les épileptiques, comme le mal du pays, doivent être véritablement conçues comme des motions pulsionnelles obscures. Elles conduisent en effet assez souvent à des actes impulsifs, notamment des voyages et des beuveries absurdes.

Alors qu'il s'agissait souvent, dans les formes d'extériorisation de la folie que nous venons de discuter, de résidus de stades évolutifs antérieurs qui ressortaient avec intensité parce qu'ils étaient insuffisamment maîtrisés par des organisations plus parfaites, des instruments inférieurs de la vie psychique peuvent, par destruction des opérations supérieures, obtenir une autonomie fatale. Ce point de vue est peut-être propre à nous ouvrir dans un premier temps une compréhension des troubles que nous qualifions de *schizo-*

phréniques, parce qu'ils ont coutume d'être à l'apogée de leur développement dans la *dementia praecox*. Ce qui se manifeste ici en premier lieu, c'est l'anéantissement de la volonté subordonnée à un but, qui apparaît nettement dans l'extinction de l'énergie, de l'effort et dans la perte de la cohésion interne des extériorisations de la volonté. Cette absence de gouvernement conduit d'un côté à l'impulsivité de l'action ; les motions volontaires qui surgissent ne sont pas réprimées ou conduites sur des voies correctes à la suite d'une réflexion planifiée, mais s'imposent sans égards, telles qu'elles se sont formées ; mais elles interfèrent aussi diversement avec le déroulement de l'action, de telle sorte que surviennent toutes ces bizarreries que nous qualifions de manières. En outre, certaines orientations fondamentales antiques du vouloir, qui autrement sont maîtrisées par la personnalité totale et mises au service de ses fins, gagnent une influence décisive. Ceci est particulièrement évident dans le cas de la stéréotypie. La tendance à la répétition monotone de la même action est une particularité générale des instruments de la volonté, qui a coutume de ressortir très nettement chez les enfants, mais s'exprime en outre dans l'importance fondamentale que revêt le rythme dans toute sorte d'activités humaines possibles. Mais même l'automatisme de commande et le négativisme peuvent être interprétés de manière similaire. Il n'est pas difficile de supposer qu'au cours de l'évolution de la volonté, deux tendances fondamentales opposées vont d'abord se constituer, l'abandon aux influences extérieures et le rejet. Nous devrons imaginer que le choix entre ces deux possibilités sera, au début, impulsif, jusqu'à ce qu'une expérience plus mature et la volonté subordonnée à un but qu'elle dirige apprennent à séparer les influences favorables des influences hostiles. Dès que la volonté est déconnectée, comme c'est le cas sous hypnose, nous voyons apparaître facilement le jeu contradictoire de la résistance rigide et de l'abandon sans volonté.

Les mouvements expressifs des malades, leurs paroles, gestes, écrits, dessins, leur mimique, ont coutume d'être marqués de stéréotypies et de maniérisme sous leurs formes les plus variées. Mais nous observons en outre souvent une néoformation débridée de moyens expressifs, qui s'est totalement détachée de l'influence régulatrice des symboles en usage. Peut-être pouvons-nous penser que ce genre de néoformations ludiques doit avoir constitué la condition préliminaire de la genèse des moyens visant à se faire comprendre en général. Comme nous pouvons l'observer de la même manière chez nos enfants, elles forment la matière brute à partir de laquelle se sont constituées progressivement des relations communes plus solides avec certains processus psychiques, si bien qu'une communication est devenue possible.

Les formes d'extériorisation schizophréniques ne sont aucunement limitées à la *dementia praecox*. Nous les retrouvons surtout, sous une forme plus ou moins prononcée, dans un grand nombre de processus pathologiques avec destructions étendues du tissu nerveux, ainsi dans la paralysie générale et la démence sénile, occasionnellement aussi au cours d'affections encéphaliques localisées, notamment traumatiques. Il est toutefois indubitable que des manifestations schizophréniques peuvent survenir même sans destruction de tissu encéphalique. Même si nous voulons faire abstraction des expériences sous hypnoses, sont en faveur de cette idée d'abord le fait que nous retrouvons chez l'enfant toutes ces formes d'extériorisation, le rejet impulsif, l'obéissance sans volonté, l'impulsivité des extériorisations volitives, la tendance à la répétition monotone, à la transformation ludique des mouvements et notamment aux néoconstructions verbales, qui ont coutume de constituer le prélude à l'activité verbale. Nous trouvons un autre point de repère dans le fait que la langue du rêve, avec ses néoformations verbales, ses fioritures, ses déraillements verbaux et idéiques, correspond dans tous ses détails à la confusion verbale schizophrénique. La déconnexion simple des opérations psychiques supérieures entraîne donc, dans ce domaine partiel, les mêmes conséquences que le processus de destruction de la *dementia praecox*. Cette constatation revêt une grande importance, car elle indique qu'il est possible que d'autres affections curables prennent dans certaines circonstances des formes de manifestation schizophréniques.

La forme de manifestation *verbo-hallucinatoire* de la folie, la survenue d'illusions de l'ouïe sous forme de parole et de dialogue, semble entretenir une certaine relation avec la forme d'extériorisation schizophrénique, relation qu'il n'est provisoirement pas possible d'expliquer plus précisément. On sait que ce signe pathologique est de loin le plus fréquent dans les affections schizophréniques, et dans les affections paraphréniques qui leur sont au moins très apparentées, mais nous le rencontrons sous une forme tout à fait similaire dans l'hallucinose alcoolique, dans le délire cocaïnique et dans nombre d'atteintes cérébrales syphilitiques, parfois aussi dans la paralysie générale, en outre dans le délire de persécution des malentendants et des détenus. Je laisserai pour l'instant ouverte la question de savoir si les illusions auditives parfois observées dans la folie maniaco-dépressive leur sont identiques en essence. On admettra naturellement que les affections en question suscitent dans les aires cérébrales servant le langage des manifestations d'excitation, mais la forme particulière et le contenu des illusions procède toutefois des préconditions psychiques données. La similitude des illusions acoustiques dans des affections radicalement différentes semble indiquer qu'elles sont influencées par des craintes et des désirs humains généraux. Leur contenu est d'un côté injurieux, irritant, menaçant, d'un autre côté réconfortant, encourageant, réjouissant, beaucoup plus rarement indifférent ou insensé ; des persécuteurs invisibles, le diable ou des puissances célestes, un ange protecteur, une amante secrète, un mécène haut placé parlent. Il existe en règle générale des relations étroites avec les idéations paranoïdes.

Les processus pathologiques produisant une *destruction* plus étendue, en premier lieu l'artériosclérose, la syphilis encéphalique, la paralysie générale, l'encéphalite, génèrent naturellement d'une façon prévalente des déficits des opérations psychiques, même s'il existe assez souvent en outre des manifestations d'excitation, des états d'agitation, des convulsions ; le fait qu'en outre, on observe souvent des tableaux pathologiques ressemblant aux tableaux maniaco-dépressifs ou catatoniques, pourrait être en rapport avec une extension variable des altérations pathologiques, qui, selon le cas, suscitent le déclenchement de formes d'extériorisation émotionnelles ou schizophréniques. Une susceptibilité accrue dans un sens ou dans l'autre, basée sur la constitution personnelle, pourrait jouer ici un rôle déterminant. Enfin, il existe, dans ces processus de démentification, un grand nombre encore de troubles se répétant plus fréquemment, à travers lesquels se manifestent des opérations autonomes d'instruments psychiques subordonnés, privés de leur contrôle ; nous les rassemblerons sous le chef des formes d'extériorisation *encéphalopathiques* de la folie. Nous trouvons ici le comblement des lacunes mnésiques par des inventions quotidiennes, tirées des habitudes de la vie, comme nous les observons aussi chez les enfants, l'adhésion à des pensées, mots ou actes survenus une fois, la logoclonie, les mouvements rythmiques des mains, le rire et le pleurer compulsif, rythmique, le réflexe de succion, issu de l'enfance la plus reculée, peut-être aussi l'athétose, qui évoque les mouvements ludiques des doigts des petits enfants. On peut en outre considérer sous le même point de vue les déraillements parapraxiques et paraphasiques. Ils correspondent sous bien des rapports aux premières tentatives d'action et de parole de l'enfant, auxquelles manque encore le contrôle par un schéma d'action et de parole préparateur ; il s'agit là des extériorisations désordonnées des instruments volitifs, qui seront ensuite progressivement placés sous la domination de la personnalité subordonnée à un but. Elles constitueraient ainsi une contrepartie à nombre de signes pathologiques neurologiques, que nous avons coutume de rapporter à la disparition de l'influence de l'écorce cérébrale, à l'augmentation des réflexes tendineux, à l'apparition du réflexe de Babinski, à la constitution de contractures spastiques, à l'évacuation inopinée de la vessie et de l'intestin. Que l'on approuve ou non dans leurs détails ces tentatives d'interprétation, il me semble exister suffisamment d'arguments pour penser qu'une partie des manifestations pathologiques accompagnant les destructions assez étendues de l'écorce cérébrale ne sont pas provoquées directement par celles-ci, mais doivent leur genèse au fonctionnement devenu incontrôlé d'instruments psychiques subordonnés. Ces extériorisations sont souvent l'indice d'un stade évolutif encore bien antérieur à celui des manifestations schizophréniques. Les processus pathologiques en question semblent donc pénétrer plus profondément dans la structure stratifiée des bases psychiques que ces dernières ; il n'est pas rare d'ailleurs qu'elles finissent en effet par anéantir les possibilités d'extériorisation les plus originelles.

Il existe une parenté étroite entre ces manifestations accompagnant les processus destructifs et un autre groupe associé à des inhibitions de l'évolution psychique, que nous pouvons donc qualifier de formes d'extériorisation *oligophréniques*. Ici aussi, nous avons affaire à des influences destructrices, mais elles atteignent le cerveau alors qu'il n'est pas encore totalement formé, et aboutissent ainsi à une atrophie plus ou moins ample de ses dispositions. D'une manière encore plus frappante que dans les formes précédentes, le jeu des organisations subordonnées a ainsi ici la possibilité d'avoir une activité autonome et d'imposer son sceau au tableau pathologique. Ce sont surtout des particularités infantiles qui se conservent, alors qu'elles sont autrement surmontées par l'intervention de la personnalité développée. Il faudrait citer ici le manque de maîtrise de l'intestin et de la vessie, la maladresse des mouvements, en outre les lallations, le bégaiement, les insuffisances du développement du langage.

Seul le travail de la volonté subordonnée à un but permet à ces opérations d'être adaptées aux besoins en progrès et améliorées. Lorsque ce n'est pas le cas, les formes de manifestation d'un stade évolutif inférieur se conservent. Il s'y ajoute une quantité d'actes impulsifs, évoquant d'anciennes habitudes animales, mais qui sont également en partie, notamment en raison de leur déroulement rythmique, l'indice de l'action autonome d'instruments préformés. On y retrouve l'onychophagie, les conduites de tiraillement, de grignotage, de déchirement, mais aussi les sautillements, les sauts, le bercement, le frétillement, le clappement, le battement des mains, le hochement de la tête, les coups, l'essuyage, le bruxisme. Il est remarquable qu'autant de ces extériorisations pathologiques se retrouvent également dans d'autres démentifications graves, ainsi le bruxisme dans les dernières phases de la paralysie générale, les mouvements rythmés, les conduites de tiraillement, de grignotage, de déchirement dans la schizophrénie. Ce qui démontre aussi que nous n'avons pas affaire ici à des extériorisations pathologiques immédiates, mais à la libération de motions originelles, libération due à la destruction des influences volitives supérieures. Toutefois, il est possible de soupçonner que précisément ces prétendus mouvements des idiots et des oligophrènes sont souvent l'expression d'une *dementia praecox* d'apparition précoce.

Pour finir, nous devons encore évoquer brièvement un groupe d'extériorisations pathologiques circonscrites, où nous rencontrons manifestement aussi le déroulement, déclenché par des influences radicalement différentes, d'une forme de mouvement installée de manière particulière – je pense aux *manifestations convulsives* épileptoïdes. C'est précisément dans cette forme d'extériorisation *« spasmodique »* que l'on voit clairement que la manifestation clinique est à un degré élevé indépendante de l'essence du processus pathologique. La crise convulsive peut se dérouler d'une manière parfaitement identique, que sa cause doive être recherchée dans une infection, une intoxication ou une affection encéphalique étendue, que nous ayons affaire à une syphilis cérébrale, une urémie, un alcoolisme grave, une sclérose tubéreuse, une épilepsie cryptogénétique, et nous ne pouvons pas douter que des émotions et des illusions conscientes peuvent aussi faire apparaître le même tableau. Seule l'extension de la nuisance causale a une influence essentielle sur la morphologie des convulsions. Mais en outre, nous connaissons des formes bénignes, où tantôt les manifestations convulsives, tantôt la perte de conscience accompagnatrice sont affaiblies ou peuvent manquer, enfin des actes impulsifs et des états crépusculaires qui s'associent aux convulsions ou les remplacent. Ces derniers, en dépit de nombreuses divergences, ont pourtant une ressemblance générale avec les formes d'extériorisation déclenchées par des émotions, hystériques, alors que les actes impulsifs propres à l'*epilepsia procursiva* et *rotatoria* rappellent des troubles catatoniques. La diversité maximale des extériorisations pathologiques se trouve avant tout dans l'épilepsie cryptogénétique. On ne peut ici s'empêcher de présumer que cette variabilité des formes de manifestation dépend de la profondeur plus ou moins importante de la pénétration de la crise pathologique individuelle dans le fonctionnement de la structure psychique. Les dysphories et les excitations, la perte de conscience passagère et les états crépusculaires se trouvent dans le cadre des troubles qui peuvent également être générés par des influences affectives, alors que les manifestations convulsives trouvent leur origine dans des domaines qui ne sont qu'exceptionnellement accessibles à ce genre d'influences, dans l'épilepsie affective et dans l'épilepsie habituelle des buveurs. Entre les deux formes se trouvent les actes impulsifs, même s'il n'est absolument pas nécessaire qu'ils appartiennent à la même lignée évolutive. Dans les autres formes d'épilepsie, les manifestations convulsives ont coutume de prédominer, mais nous trouvons précisément dans la *dementia praecox*, parfois aussi dans la paralysie générale, leur liaison à des troubles schizophréniques et émotionnels. Il faut remarquer la fréquence des manifestations convulsives dans l'enfance ; ici, les organisations impliquées semblent être plus accessibles aux stimuli les plus divers et plus réactives qu'elles ne le sont après la maturation des aires cérébrales servant les extériorisations volitives supérieures. –

Les considérations qui précèdent ont une longue histoire. Elles se rattachent à l'idée développée par Guislain, selon laquelle les différentes phases évolutives des troubles mentaux sont en relation avec l'extension progressive des processus pathologiques à des zones cérébrales toujours plus vastes. Schüle a également développé des idées semblables, en établissant une distinction entre « psychonévroses »et « cérébropsychoses » ; dans le premier cas, l'affection devrait rester dans les limites de la zone des troubles fonctionnels, dans le second, déborder dans l'organique. Wernicke par la suite a considéré comme foncièrement déterminants pour la morphologie des tableaux cliniques le siège et l'extension des processus pathologiques, opposés aux influences causales. En tout cas, l'idée que les formes de manifestation de la folie sont considérablement déterminées par la synergie de dispositions procédant de l'histoire phylogénétique ou de l'héritage personnel, peut nous ouvrir une compréhension du fait déconcertant que d'une part, les mêmes troubles réapparaissent au cours d'affections totalement différentes, et que d'autre part les tableaux cliniques au cours d'une seule et même affection sont sujets à des variations multiples. Nous pouvons comparer les manifestations pathologiques avec les divers registres d'un orgue ; en fonction de l'intensité ou de l'extension des altérations pathologiques, ils sont mis en marche, et donnent désormais aux extériorisations de l'affection une coloration particulière, parfaitement indépendante de la nature des influences qui ont déclenché leur mise en jeu. Les troubles ainsi engendrés ne peuvent donc pas être caractéristiques d'un processus particulier, tout au plus dans la mesure où celui-ci, selon l'expérience, a coutume de privilégier tel ou tel registre, voire de se limiter à eux. Si, en dépit de toutes ces difficultés, nous réussissons de fait très souvent à reconnaître le type du processus pathologique à partir des formes de manifestation, cette expérience ne fait que suggérer qu'en général, la même affection implique, de la même manière et à un même degré, les mêmes zones.

Regardons une nouvelle fois en arrière, et nous verrons que nous pouvons séparer environ trois groupes fondamentaux de formes d'expression, de registres de la folie. La première est constituée par la forme à type de delirium, paranoïde, émotionnelle, hystérique et impulsive, la dernière par la forme encéphalopathique, oligophrénique et spasmodique, entre les deux se situant la forme schizophrénique, peut-être aussi verbo-hallucinatoire. Si nos conceptions contiennent quelque vérité, nous pourrons nous attendre à ce que les troubles les moins pénétrants du premier groupe s'associent sans doute en général entre eux, mais par ailleurs tout au plus avec ceux du deuxième, mais pas avec ceux du troisième, alors que les formes de manifestation de ces deux derniers groupes sont fréquemment ou régulièrement accompagnées aussi par celles du premier. Dans le deuxième groupe enfin, nous pourrons nous attendre à des immixtions occasionnelles du premier et du troisième groupe. De fait, dans les affections qui évoluent à travers les formes d'extériorisation citées en premier, nous observons régulièrement l'absence de signes d'affections encéphaliques plus profondes, alors qu'inversement, les affections relevant du troisième groupe sont souvent accompagnées par des troubles du premier type, et que la schizophrénie occupe, sous ce rapport, une position intermédiaire, d'un côté avec ses manifestations à type de delirium (*delirant*), paranoïdes, émotionnelles, hystériques et impulsives, et d'un autre côté ses crises convulsives, ses mouvements rythmiques et sa confusion verbale. Naturellement, certains processus pathologiques peuvent aussi n'impliquer que le troisième registre de troubles, sans englober les opérations supérieures autrement que par des défaillances.

Le point de vue selon lequel une partie non négligeable des extériorisations pathologiques procède du jeu indépendant d'organisations préformées de notre personnalité physique et psychique me parait particulièrement fertile dans la compréhension des troubles épileptiques et hystériques. Les tentatives visant à délimiter l'une par rapport à l'autre ces deux maladies, fondamentalement différentes quant à leur essence, en se basant sur les manifestations cliniques, sont innombrables. Elles ont conduit à la naissance avortée de la notion nosographique d'hystéro-épilepsie, et ne pouvaient qu'échouer, étant donné qu'elles ne permettaient pas de trouver de critères différentiels globaux et universellement valides pour le signe pathologique en apparence le plus important, les crises. Si l'on admet que le type des crises en soi ne nous donne aucune information certaine sur l'essence de l'affection, et ne caractérise que le domaine du fonctionnement nerveux dans lequel les troubles se déroulent, on comprend alors que dans les deux maladies, des manifestations épileptiques et hystériques puissent survenir l'une à côté de l'autre. Pour prendre une position assurée sur l'essence d'un processus pathologique donné, il faut donc se baser sur d'autres critères, ici provisoirement, au mieux, sur le tableau psychique global ; évidemment, d'autres points de repère peuvent également être pris en considération, notamment les causes, peut-être aussi l'état du métabolisme et nombre d'autres déviations, plus proches des processus pathologiques de base. Nous n'avons bien sûr besoin que d'indiquer que de semblables considérations ouvrent également la voie vers la délimitation des troubles épileptiques et hystériques qui surviennent sous forme de manifestations accompagnatrices de maladies radicalement différentes.

Peut-être est-il en outre possible, en suivant un chemin semblable, de diminuer les difficultés qui s'opposent toujours à une distinction fiable entre folie maniaco-dépressive et *dementia praecox*. Aucun psychiatre expérimenté ne niera qu'il existe un nombre désagréablement fréquent de cas dans lesquels il semble, en dépit de l'observation la plus soigneuse, impossible de se forger ici un jugement certain. L'expérience montrant que l'on ne peut réussir à limiter de façon décisive le nombre de diagnostics erronés paralyse l'enthousiasme du travail clinique, et est certainement l'une des raisons principales expliquant l'extension de l'idée que la poursuite de nos efforts est stérile. Même si je crois que ces plaintes ne sont qu'en partie justifiées, et que l'approfondissement de la recherche ainsi que l'amélioration de nos techniques auxiliaires, très insuffisantes jusque-là, permettront d'obtenir encore nombre de succès, l'impossibilité de plus en plus évidente d'accomplir de façon satisfaisante la délimitation des deux maladies en question fait naître le soupçon que notre question est mal posée. Quoi qu'il en soit, je crois que nous devrons absolument nous accrocher à la différence fondamentale des processus pathologiques eux-mêmes. La masse énorme des malades qui d'un côté se démentifient inexorablement et présentent de graves destructions encéphaliques, et d'un autre côté de ceux qui retrouvent sans cesse la structure de leur personnalité, est un argument trop éloquent pour que nous puissions admettre ici des transitions réelles, d'autant que l'on réussit aussi très souvent à prévoir cette évolution à partir des manifestations pathologiques.

En revanche, il conviendra de peser sérieusement la question de savoir dans quelle mesure les critères sur lesquels nous avons coutume d'asseoir notre jugement permettent réellement d'avoir un aperçu de l'essence du processus pathologique donné. Il faut convenir que c'est en général le cas. Mais il existe manifestement un domaine relativement étendu dans lequel ces paramètres échouent, soit qu'ils ne soient pas assez prononcés, soit qu'ils se révèlent non fiables. Cette expérience deviendrait parfaitement compréhensible si nous supposons que la forme d'extériorisation émotionnelle et schizophrénique de la folie, en soi, ne représente pas l'expression de processus pathologiques précis, mais se contente d'indiquer les zones de notre personnalité dans lesquelles ceux-ci se déroulent. Leur signification caractéristique ne résiderait donc qu'en ceci que d'habitude précisément, les affections schizophréniques touchent d'autres parties de notre fonctionnement intérieur que la folie maniaco-dépressive. Or, si l'hystérie peut parfois déborder dans les formes d'extériorisation épileptiques, et s'il n'est pas rare du tout que les troubles hystériques apparaissent chez les épileptiques, on peut imaginer que même ces deux affections sortent du cadre des manifestations pathologiques qui leur correspondent habituellement.

C'est une expérience quotidienne que d'observer la survenue, au cours d'affections indubitablement schizophréniques, de tableaux d'état maniaques et mélancoliques passager, parfois aussi durables, que nous n'arrivons pas à distinguer des formes strictement circulaires. Toutefois, le développement de signes pathologiques schizophréniques prononcés au cours de la folie maniaco-dépressive est beaucoup moins fréquent. Nous trouverons cela compréhensible si nous pensons qu'un processus pathologique destructif peut en outre exercer des effets inhibiteurs et excitants de tout type, alors qu'un trouble qui se compense totalement ne pénétrera qu'exceptionnellement plus profondément dans le fonctionnement psychique. Il convient ici de garder présent à l'esprit que la signification caractéristique des troubles schizophréniques, même si nous faisons abstraction de la possibilité de confusion avec des manifestations similaires, mais différentes, est très variable. Une échelle progressive conduit ici de l'automatisme de commande, en passant par le maniérisme et l'impulsivité, à la stéréotypie et au négativisme, faisant apparaître de plus en plus nettement l'essence schizophrénique de l'affection. Toutefois, pas un seul de ces signes pathologiques, ni même leur réunion, ne nous permet de tirer avec une certitude absolue une conclusion sur le type du processus pathologique de base. La preuve la plus évidente s'en trouve dans la paralysie générale. Mais même dans de nombreuses autres formes de la folie, notamment dans les affections infectieuses et traumatiques, ainsi que dans les encéphalites, nous rencontrons occasionnellement, isolées ou associées, des manifestations pathologiques que nous ne réussissons absolument pas à distinguer de celles qui ont une conditionnalité schizophrénique. Certaines psychoses particulières de l'involution, évoluant rapidement vers la mort, sont précisément caractérisées par la mixtion de troubles anxieux-mélancoliques et catatoniques. En outre, j'ai vu il y a peu de temps un cas de tétanie après thyroïdectomie avec issue fatale, au cours duquel s'étaient développés successivement des tableaux pathologiques ayant un sceau parfaitement maniaque et catatonique.

Nous devrons donc nous habituer à penser que les signes pathologiques que nous exploitions jusqu'à présent ne suffisent pas à nous permettre dans tous les cas d'établir une distinction fiable entre folie maniaco-dépressive et schizophrénie, et qu'il existe plutôt dans ce domaine des recouvrements qui se basent sur l'origine des manifestations pathologiques à partir de conditions préalables données. Nous laisserons en suspens la question de savoir si ne sont ici décisives que les organisations générales de la personnalité humaine et par là l'extension des altérations pathologiques, ou les dispositions héréditaires, qui rendent certains domaines plus accessibles et plus réactifs aux stimuli pathologiques. Si cette conception est exacte, nous devrons emprunter dans les cas difficiles d'autres voies, afin d'arriver à la clarté. Arrêtons-nous à l'exemple discuté ci-dessus de l'épilepsie et de l'hystérie : ces voies consisteraient d'abord dans l'examen de l'évolution et de l'issue ainsi que dans la prise en considération de la personnalité globale de celui qui tombe malade, puis dans les rapports causaux, qui devraient aboutir ici essentiellement, en premier lieu, à une exploration des relations héréditaires. Il est indubitable que toutes ces voies sont praticables et nous feront progresser. Nous ne discuterons pas ici les difficultés qui devront être surmontées, ni les limites de ces progrès. Dans les affections que nous avons citées en premier, nous avions la perspective fondée que l'exploration de leurs bases physiques in vivo et après la mort pourrait nous livrer des informations supplémentaires ; l'avenir nous montrera si cet espoir est également justifié pour la folie maniaco-dépressive et la *dementia praecox*. –

L'image que nous avons pu tracer ici de l'histoire de la genèse des manifestations pathologiques est sans doute extrêmement grossière et imparfaite. La structure phylogénétique de la personnalité humaine s'est accomplie à travers une évolution infiniment lente, des progrès incalculablement subtils, à peine perceptibles ; des régressions ont aussi sans doute eu lieu ; des voies accessoires ont été empruntées puis abandonnées. Le résultat final de cette évolution inappréciable contient naturellement des traces et des résidus des phases les plus diverses de l'histoire phylogénique, quand bien même l'écrasante majorité des organisations un jour constituées puis dépassées a définitivement disparu. Si donc nous tentons aujourd'hui d'établir une relation entre les extériorisations de la folie et les stades évolutifs individuels de la personnalité, il nous manque presque tous les présupposés nécessaires. Si ces tentatives doivent se hausser au-dessus d'un tâtonnement incertain, il sera nécessaire de poursuivre partout les manifestations de notre vie psychique jusqu'à leurs racines dans l'âme de l'enfant, de l'homme naturel, de l'animal, et d'examiner en outre dans quelle mesure des motions révolues issues de la préhistoire de l'évolution personnelle et phylogénétique trouvent une nouvelle vie dans les états pathologiques. Les aperçus que garantit ce genre de considération me paraissent, en dépit de la pauvreté de notre savoir actuel, encourageants ; ils pourraient contribuer à nous faciliter notre tâche principale si infiniment difficile, la compréhension clinique des formes pathologiques.

CONCLUSION

CONCLUSION

Lacan concluait en son temps : « Je laisse ces questions ouvertes. L'année se termine en patois. Pourquoi se terminerait-elle autrement ? » (*Séminaire III*).

Peut-être Kraepelin nous parle-t-il en patois. Que tirer de ces textes ? D'abord quelques passages magnifiquement beaux sur la liberté et l'espoir : « même le dernier éclair d'espoir réel que la vie puisse refléter est éteint. C'est là un état d'âme qu'un être humain ne peut supporter dans la durée ; car il n'y a bien que l'espoir qui nous pousse ainsi à prendre quotidiennement sur nos épaules la charge du Dasein (existence) ! » Et aussi : « le délire est pour ainsi dire devenu un dogme religieux, un Évangile qui est vivant dans le malade, il n'a plus besoin de preuves et n'est accessible à aucune réfutation. Mais à vrai dire, pour atteindre ce point, il faut une âme appauvrie, affaiblie et acculée, par une pression affective inouïe, à une seule direction de pensée et d'aspiration. Ce n'est que quand l'âge qui approche, accéléré par l'enfermement, a brisé la souplesse psychique que le détenu sombre sans résistance dans le délire, amical libérateur ».

D'autre part la notion de dégénérescence, qu'il faut pour ainsi dire, selon la technique chère à Freud, « retourner en son contraire » : Kraepelin n'a recours à ce fourre-tout qu'en dernier lieu, et s'est dans son œuvre en général tenu loin de sa pullulation française.

Nous disions que Kraepelin parlait peut-être « patois ». En effet, le recours un peu à la sauve-qui-peut à la dégénérescence, l'omniprésence des termes « délirant » et « hallucination », le peu de critères différentiels entre les différents tableaux cités, la démence précoce qui ne cesse de rôder, et l'hystérie de pointer le bout de son nez, laissent une impression certes d'intuition géniale : il y a une psychogénicité de la carcéralité, mais aussi d'un certain flou nosographique. C'est pourquoi nous avons présenté un texte qui n'a pas de rapport direct à la carcéralité, mais exprime comment, à la fin de sa vie, Kraepelin en était venu à revisiter lui-même sa nosographie et sa psychopathologie, dans un sens qui éclaire les textes précédents.

Le texte sur les *Formes de manifestation de la folie* est clair : « Nous devrons donc nous habituer à penser que les signes pathologiques que nous exploitions jusqu'à présent ne suffisent pas à nous permettre dans tous les cas d'établir une distinction fiable entre folie maniaco-dépressive et schizophrénie, et qu'il existe plutôt dans ce domaine des recouvrements qui se basent sur l'origine des manifestations pathologiques à partir de conditions préalables données. » Le dogme de la dualité des pathologies « endogènes » est renversé. On voit le lien avec le texte sur la pathologie carcérale, où les frontières sont floues, entre hystérie, démence précoce, catatonie, hallucination, délire, Ganser, simulation…

Ce texte révèle d'une certaine manière l'échec de la « méthode clinique », exaltée par Kraepelin au début de la 5e édition de son *Traité*, où il parle du « passage décisif de l'étude symptomatique à l'étude clinique de la folie. […] Partout ici, la signification des signes pathologiques extérieurs a dû reculer derrière les points de vue qui ont résulté des conditions d'apparition, de l'évolution et de l'issue des troubles individuels. Tous les " tableaux d'état " purs ont donc disparu de la nosographie » (1896, p. 1).

Les grandes catégories se dissolvent dans des champs de pathologie définis neuro-psychopathologiquement (le premier est constitué par la forme délirante, paranoïde, émotionnelle, hystérique et impulsive, le dernier par la forme encéphalopathique, oligophrénique et spasmodique, entre les deux se situant la forme schizophrénique, peut-être aussi verbo-hallucinatoire.)

On comprend comment, possédé par cette évolution, Kraepelin ne pouvait pas donner à ses pathologies carcérales l'*Abrundung*, « arrondissement », de tableaux cliniques tout prêts et individualisés. Et comment, les anciens critères s'en allant l'un après l'autre, il pouvait se fixer sur le psychogène.

Paradoxalement, c'est à son culmen que la psychiatrie kraepelinienne se tourne lucidement vers une notion qui commençait à frayer sa voie : la compréhension au sens quasiment phénoménologique des pathologies.

Marc Géraud

TABLE DES MATIÈRES

Psychologie et psychanalyse

aux éditions L'Harmattan

Dernières parutions

POUR UNE DÉMARCHE CLINIQUE ENGAGÉE
Ouvrage coordonné par Ruth Canter Kohn
C'est parce que la réalité se présente comme complexe et changeante que les auteurs de ce livre se sont engagés dans des méthodes de recherche originales. Le qualificatif «clinique» s'est imposé pour qualifier et approfondir la démarche : il s'agit d'approcher des cas individuels, des situations et des processus singuliers saisis dans leurs histoires et leur complexité.
(Coll. Savoir et formation, 15.50 euros, 144 p.)
ISBN : 978-2-343-00261-3, ISBN EBOOK : 978-2-296-53177-2

PSYCHOGÉNÈSE ET ORGANOGÉNÈSE EN PSYCHOPATHOLOGIE
Dimitriadis Yorgos
Les affections psychosomatiques au sens classique sont extra-cérébrales. Néanmoins, il n'y a pas de raison pour que les circuits du cerveau ne puissent être affectés par un processus psychosomatique. La théorie de la neuroplasticité permet de rendre compte des modifications cérébrales et d'expliquer comment les maladies mentales sont des maladies psychosomatiques, ce qui les différencie des maladies neurologiques, en dépit du faux positivisme ambiant.
(Coll. Psyché de par le monde, 32.00 euros, 314 p.)
ISBN : 978-2-296-99782-0, ISBN EBOOK : 978-2-296-53134-5

NOS DÉSIRS FONT DÉSORDRE – Lire L'Anti-Oedipe
Vedel Stéphane - Préface d'Alexandre Zavadil
Do it yourself ! Tu en es capable, fais-le toi-même ! Tu peux faire de ce livre la production de ton propre désir ! L'essentiel est de faire, faire passer Deleuze et Guattari ailleurs, d'en faire des *passeurs* : Allez de l'autre côté, sortir du tout fait, du prêt à l'emploi, du prêt à penser, aller là où les modèles s'épuisent, là où toute position d'autorité se renverse en l'ouverture vers l'hétérogène, l'inimaginable...
(Coll. Psychologiques, 50.00 euros, 546 p.)
ISBN : 978-2-336-29050-8, ISBN EBOOK : 978-2-296-53221-2

***CARE* (LE) AU COEUR**
Le souci de l'autre et de la vie
Portnoy Lanzenberg Sylvie
Si les propositions philosophiques et politiques faites jusque-là autour de la notion de *care* peinent à convaincre, n'est-ce pas parce que profondément elles s'en tiennent à une sorte de croyance métaphysique en l'existence première de

l'individu ? Comment penser l'humain autrement afin d'opérer une véritable révolution idéologique qui permette de dépasser l'individualisme régnant ?
(9.50 euros, 58 p.)
ISBN : 978-2-343-00324-5, ISBN EBOOK : 978-2-296-53214-4

PAR SURCROÎT ? SYMPTÔME, VÉRITÉ, GUÉRISON
Cercle freudien
«Guérison» est actuellement un signifiant dont la psychanalyse peut difficilement se servir. La guérison vient par surcroît. Elle ne peut pas non plus s'en passer. «Par surcroît», c'est le mode opératoire de la psychanalyse, qui s'engage, entre efficacité symbolique et transfert, sur la voie d'une «guérison» singulière. Où en sommes-nous aujourd'hui ? La guérison est, depuis 1920, la boîte noire de notre art, et elle le reste. Pour autant, elle évolue en fonction des mutations socioculturelles et des avancées de la science.
(Coll. Psychanalyse et faits sociaux/Che Vuoi, 28.00 euros, 282 p.)
ISBN : 978-2-336-00930-8, ISBN EBOOK : 978-2-296-51619-9

SOIN GRÂCE À LA MUSIQUE (LE)
La triangularité en musicothérapie et la place du musicothérapeute
Perrouault Dominique
La musicothérapie est aujourd'hui reconnue comme thérapie à part entière. Les apports réalisés depuis une quarantaine d'années, notamment en France, permettent de mieux cerner son efficience. Cet ouvrage propose d'aborder la place du musicothérapeute dans l'approche relationnelle de la situation musicothérapeutique. Il précise les positionnements des professionnels selon les structures de personnalité prises en compte et les fonctions de triangularité.
(Coll. Santé, sociétés et cultures, 18.00 euros, 182 p.)
ISBN : 978-2-296-99783-7, ISBN EBOOK : 978-2-296-52990-8

CRUAUTÉ (LA)
Le corps du vide – Freud, Lacan, Winnicott
Mignotte Touria
A travers le concept de Nebenmensch (le prochain) Freud pose les premiers jalons de la théorie du « tiers caché » qui dialectise le rapport entre la négativité cruelle du père (représentant le masculin primitif) et la négativité balbutiante de la « fille » (représentant l'infantile préhistorique). Tel est le thème central de ce livre qui a trouvé dans l'oeuvre de Winnicott, la reprise du thème freudien des deux principes, paternel et maternel.
(Coll. Etudes Psychanalytiques, 39.00 euros, 396 p.)
ISBN : 978-2-336-00673-4, ISBN EBOOK : 978-2-296-53031-7

TRAITEMENT ACTUEL DE LA SOUFFRANCE PSYCHIQUE ET ATTEINTE À LA DIGNITÉ
«Bien n'être» et déshumanisation
Poisson Pierre - Préface de Ginette Michaud
Cet ouvrage traite de la déshumanisation, en répondant aux discours honteux criminalisant la schizophrénie et aux propos scandaleux tenus sur la psychanalyse et son inventeur. C'est un «coup de gueule» contre les neurosciences, qui

réduisent l'être humain à un sujet instrument de la toute-puissance médicale, le métamorphosant en une série de symptômes que les laboratoires auraient l'outrecuidance de pouvoir guérir. Les antipsychotiques ne sont, pour l'auteur, que des «anti-symptômes».
(Coll. Etudes Psychanalytiques, 34.00 euros, 332 p.)
ISBN : 978-2-336-00916-2, ISBN EBOOK : 978-2-296-51536-9

BÉNÉFICES SECONDAIRES
Bensaïd Sarah
L'observation tragi-comique du monde des bipolaires, c'est ce que nous donne à voir Sarah Bensaïd, psychologue et elle-même porteuse de cette «psychose maniaco-dépressive» comme on l'appelait autrefois. Dans ce premier livre, elle porte un regard plein d'acuité sur le milieu psychiatrique, partageant ses propres réflexions sur sa bipolarité et les façons de la combattre.
(Coll. Quête du sens, 11.50 euros, 84 p.)
ISBN : 978-2-336-29163-5, ISBN EBOOK : 978-2-296-51709-7

QUÊTE (LA) DU MOI (par un psychanalyste)
Pigott Claude
Voici le troisième volet de ma «quête» psychanalytique. Dans le texte qui va suivre, le moi, c'est le mien, avec son ballot d'histoire(s). Mon histoire ? Mais parlant de ma personne, de quel sujet s'agirait-il et à quoi ou à qui serais-je donc assujetti ? A mon ça ? A mes pulsions ? A mon inconscient ? Ou bien à mon surmoi et mes formations réactionnelles ? L'auteur, psychiatre et psychanalyste, a contribué à promouvoir la psychanalyse appliquée aux groupes, aux familles et aux institutions.
(19.00 euros, 196 p.)
ISBN : 978-2-336-29155-0, ISBN EBOOK : 978-2-296-51658-8

RENAISSANCE DE LA RELAXATION DANS LE DISPOSITIF DES PSYCHOTHÉRAPIES
Rites, Cultures et Relaxations
Sous la direction de Philippe Nubukpo et Christophe Peugnet
La relaxation sollicite la reconnaissance du magique et du sacralisé sinon du sacré au sein de notre pratique et du cadre culturel de celle-ci. Dans cette optique, il est comparé avec profit nos pratiques soignantes avec celles d'autres cultures permettant de discerner notre héritage à l'égard de certaines ; à l'intérieur de notre culture, la comparaison s'affine en considérant les pratiques psychothérapiques des relaxations entre elles et avec les pratiques médicales.
(Coédition Editions PENTA, 25.00 euros, 242 p.)
ISBN : 978-2-917714-06-5, ISBN EBOOK : 978-2-296-51573-4

LACAN, POÈTE DU RÉEL
Gasquet Gérard
Cet ouvrage essaie de rendre compte du vif de l'expérience psychanalytique. Il s'en dégage une poésie portée par la parole des patients, parole exténuée à vouloir attraper ce qui échappe, rejoignant celle de Jacques Lacan, comme en écho, qui a tenté de nommer ce réel insaisissable avec sa propre parole mais en

tant que *pouâte*, c'est-à-dire en poète-psychanalyste amputé de son objet. C'est la psychanalyse. Un poète n'est qu'un poète, un psychanalyste n'est qu'un *pouâte*.
(Coll. Etudes Psychanalytiques, 11.50 euros, 94 p.)
ISBN : 978-2-336-00822-6, ISBN EBOOK : 978-2-296-51218-4

FRÈRES ET SŒURS INTIMES ENNEMIS
A propos du complexe fraternel
Bouhassira Chiron Marianne
La genèse, la mythologie et la littérature regorgent de récits d'histoires fraternelles pleines de fureur, où la nature tragique et conflictuelle de ce lien émerge. Bien loin de l'idéal fraternel, nous touchons au coeur des fantasmes rivalitaires les plus primaires. La psychanalyse se fait très discrète quant à l'organisation psychique et la place des problématiques incestuelles et fusionnelles caractéristiques de ce lien. Voici une tentative de compréhension de ce mystérieux complexe fraternel.
(Coll. Psychanalyse et civilisations, 26.00 euros, 252 p.)
ISBN : 978-2-336-00386-3, ISBN EBOOK : 978-2-296-51304-4

PRATIQUE (LA) DE LA PSYCHANALYSE, ALIBI OU DÉFI ?
Chartier Jean-Pierre
La pratique de la psychanalyse est le sujet d'une brûlante actualité après la montée en puissance des thérapies cognitivo-comportementales qui se prétendent être plus rapides, plus performantes et adaptées à l'air du temps de notre société qui se veut celle de l'efficacité à tout prix et au moindre coût. L'ouvrage critique les dérives psychanalytiques. Puis il s'attache à décrire, ce que la psychanalyse peut apporter d'incomparable dans le traitement des cas les plus dificiles de psychoses et/ou de psychopathies.
(15.50 euros, 152 p.)
ISBN : 978-2-336-00820-2, ISBN EBOOK : 978-2-296-51260-3

PSYCHIATRE
Une espèce en voie de disparition ?
Boulloche Robert
Le nouveau paradigme qui nous guette et qui transparaît dans l'évolution actuelle de la psychiatrie est la réduction de la personne à son aspect purement quantifiable, au détriment de la parole et de l'initiative de chacun. C'est ainsi que chacun est prié de se conformer à des procédures qui excluent toute forme de décision personnelle ou d'engagement. Seuls les décideurs s'entourent d'une opacité compacte. Ces changements sont-ils globalement bénéfiques ?
(20.00 euros, 200 p.)
ISBN : 978-2-336-00910-0, ISBN EBOOK : 978-2-296-51421-8

L'HARMATTAN ITALIA
Via Degli Artisti 15; 10124 Torino

L'HARMATTAN HONGRIE
Könyvesbolt ; Kossuth L. u. 14-16
1053 Budapest

L'HARMATTAN KINSHASA
185, avenue Nyangwe
Commune de Lingwala
Kinshasa, R.D. Congo
(00243) 998697603 ou (00243) 999229662

L'HARMATTAN CONGO
67, av. E. P. Lumumba
Bât. – Congo Pharmacie (Bib. Nat.)
BP2874 Brazzaville
harmattan.congo@yahoo.fr

L'HARMATTAN GUINÉE
Almamya Rue KA 028, en face du restaurant Le Cèdre
OKB agency BP 3470 Conakry
(00224) 60 20 85 08
harmattanguinee@yahoo.fr

L'HARMATTAN CAMEROUN
BP 11486
Face à la SNI, immeuble Don Bosco
Yaoundé
(00237) 99 76 61 66
harmattancam@yahoo.fr

L'HARMATTAN CÔTE D'IVOIRE
Résidence Karl / cité des arts
Abidjan-Cocody 03 BP 1588 Abidjan 03
(00225) 05 77 87 31
etien_nda@yahoo.fr

L'HARMATTAN MAURITANIE
Espace El Kettab du livre francophone
N° 472 avenue du Palais des Congrès
BP 316 Nouakchott
(00222) 63 25 980

L'HARMATTAN SÉNÉGAL
« Villa Rose », rue de Diourbel X G, Point E
BP 45034 Dakar FANN
(00221) 33 825 98 58 / 77 242 25 08
senharmattan@gmail.com

L'HARMATTAN TOGO
1771, Bd du 13 janvier
BP 414 Lomé
Tél : 00 228 2201792
gerry@taama.net

648009 - Avril 2016
Achevé d'imprimer par